预防老年人跌倒健康教育教程
（老年人用书）

主　编　耳玉亮　段蕾蕾

副主编　矫　玮　金　叶

编　委　（按姓氏笔画排序）

马新颜　邓　晓　叶鹏鹏　白国霞　邢秀雅

耳玉亮　朱银潮　纪翠蓉　汪　媛　张聪颖

陆治名　陈　颜　林　萍　金　叶　周金意

赵　鸣　段蕾蕾　郭雪莹　矫　玮　彭丹丹

彭娟娟　温春玮　谢思源　雷　林

主　审　郭浩岩　王临虹

人民卫生出版社
·北京·

图书在版编目（CIP）数据

预防老年人跌倒健康教育教程：老年人用书 / 耳玉
亮，段蕾蕾主编. — 北京：人民卫生出版社，2022.5（2025.9 重印）

ISBN 978-7-117-33000-8

Ⅰ.①预…　Ⅱ.①耳…　②段…　Ⅲ.①老年人－猝倒
－预防（卫生）－教材　Ⅳ.①R592.01

中国版本图书馆 CIP 数据核字（2022）第 049810 号

人卫智网　www.ipmph.com	医学教育、学术、考试、健康，	
	购书智慧智能综合服务平台	
人卫官网　www.pmph.com	人卫官方资讯发布平台	

预防老年人跌倒健康教育教程（老年人用书）

Yufang Laonianren Diedao Jiankang Jiaoyu Jiaocheng

（Laonianren Yongshu）

主　　编：耳玉亮　段蕾蕾
出版发行：人民卫生出版社（中继线 010-59780011）
地　　址：北京市朝阳区潘家园南里 19 号
邮　　编：100021
E - mail：pmph @ pmph.com
购书热线：010-59787592　010-59787584　010-65264830
印　　刷：北京盛通数码印刷有限公司
经　　销：新华书店
开　　本：787×1092　1/16　　印张：9
字　　数：72 千字
版　　次：2022 年 5 月第 1 版
印　　次：2025 年 9 月第 4 次印刷
标准书号：ISBN 978-7-117-33000-8
定　　价：45.00 元

打击盗版举报电话：**010-59787491**　　**E-mail：WQ @ pmph.com**
质量问题联系电话：**010-59787234**　　**E-mail：zhiliang @ pmph.com**
数字融合服务电话：**4001118166**　　　**E-mail：zengzhi @ pmph.com**

前言

老年朋友：

    您好！

    跌倒对老年人来说不是件小事，任何一次跌倒都有可能给老年人的生活带来翻天覆地的改变。研究显示，有相当多的老年人跌倒后，不能像跌倒发生前那样独立地进行日常生活活动，无法从事自己喜欢的事情，有些老年人只能靠轮椅出行，或长期卧床与康复。调查数据表明：我国老年人跌倒的发生率在15%左右。按照第七次全国人口普查结果，2020年估算我国有2.6亿60岁及以上老年人，跌倒给我国这样一个老年人口大国造成的损失是巨大的。

    让人欣慰的是，有充足的科学证据表明：采取积极、科学的方法，可以大大降低老年人发生跌倒的风险。换句话说，在很大程度上，跌倒是可以预防的！预防跌倒，老年人需要学习相关知识，掌握一定技能，调整行为习惯，去除环境中的跌倒危险因素。本书就是通过健康教育课程，把预防跌倒的知识、技能、方法传授给老年人，让老年人具备预防跌倒的能力，把握预防跌倒的主动权，做到自己的健康自己做主。

与那些从未认真对待跌倒问题的同龄人相比，从您打开本书，决定参加预防跌倒健康教育课程时起，您就已经领先他人，向不跌倒、少跌倒的目标迈进了一步。但要真正掌握预防跌倒的知识技能，仅仅阅读这本书是远远不够的。希望您能积极参加预防跌倒健康教育课程，让我们的专业技术人员有机会把防跌倒的知识技能传授给您。我们坚信，如果您坚持参加我们的课程，您必定能更主动地把握自己的健康，切实降低跌倒的风险。

不跌倒，您能行！让我们共同努力，一起预防跌倒，享受健康生活。

耳玉亮　段蕾蕾

2022 年 2 月

目录

使用说明   002

课程简介   004

我的参加记录   007

第一次课程 运动锻炼防跌倒

一、跌倒预防自我管理   010

二、预防老年人跌倒知识技能   010

三、老年人跌倒的危害   011

四、老年人跌倒的危险因素   012

五、老年人跌倒的预防策略   014

六、运动锻炼防跌倒   014

七、老年人参加运动锻炼的基本原则   015

八、人体平衡功能   015

九、学习运动锻炼方法 016

十、行动计划与活动评价 016

第二次课程 改善家居环境

一、家居环境与跌倒 023

二、老年人跌倒家居环境危险因素
自评和改造 025

三、平衡功能锻炼的原则 030

四、学习运动锻炼方法 032

五、行动计划与活动评价 032

第三次课程 积极应对室外环境危险因素

一、跌倒相关的室外环境危险因素 038

二、如何应对室外跌倒危险环境 038

三、锻炼下肢力量的注意事项 040

四、学习运动锻炼方法 041

五、行动计划与活动评价 041

第四次课程 预防控制跌倒相关疾病

一、与跌倒相关的疾病或症状 047

二、积极治疗与跌倒相关疾病　　　048

三、骨质疏松症防治　　　050

四、学习运动锻炼方法　　　051

五、行动计划与活动评价　　　051

第五次课程 使用防跌倒辅助工具

一、预防跌倒辅具　　　057

二、拐杖的选择　　　057

三、眼镜的选择和使用　　　060

四、鞋的选择　　　062

五、耐力锻炼　　　064

六、学习运动锻炼方法　　　064

七、行动计划与活动评价　　　065

第六次课程 合理用药防跌倒

一、药物与跌倒的关系　　　070

二、合理用药，预防跌倒　　　071

三、害怕跌倒心理　　　071

四、应对害怕跌倒心理　　　073

五、复习学过的运动锻炼动作　　　076

六、行动计划与活动评价 076

第七次课程 总结

一、跌倒相关日常行为习惯 082

二、预防跌倒，调整日常行为习惯 083

三、复习学过的运动锻炼动作 085

四、行动计划与活动评价 086

附录

附录1 预防老年人跌倒健康教育核心
信息 090

附录2 运动锻炼基础知识 102

附录3 防跌倒运动锻炼方法 107

附录4 防治骨质疏松知识要点 124

参考文献 133

致谢 136

预防老年人跌倒健康教育教程
（老年人用书）

学员姓名_____

老师姓名_____

联系方式_____

使用说明

1. 本书使用者

本书供参加预防老年人跌倒健康教育课程的学员使用，也可供对预防跌倒感兴趣的老年人、老年人照护者学习和参考。

2. 使用方法

每次参加预防老年人跌倒健康教育课程时，学员须携带本书。工作人员会带领您使用本书中的工具，完成课程。

对书中预防跌倒知识、技能感兴趣的学员可在课程后复习或阅读。学员无须预习本书中的防跌倒知识技能，在授课过程中，授课老师也不会考核您对预防跌倒知识和技能的掌握情况。

3. 主要内容

本书主要包含四个方面的内容：①预防老年人跌倒的基础知识；②预防老年人跌倒的运动锻炼方法；③学员的行动计划记录表；④学员参与活动情况和对活动评价的记录表。

4. 其他

本书将记录您参加预防老年人跌倒健康教育课程的过程，请妥善保管，一旦丢失，请尽早联系授课老师。

课程简介

1. 课程安排

预防老年人跌倒健康教育课程计划

课程次数	建议时间	主要知识技能
第一次	第 1 周	老年人跌倒的危害、危险因素和可预防性 老年人运动安全 运动锻炼方法 2 个
第二次	第 2 周	改善家居环境预防跌倒 运动锻炼方法 2 个
第三次	第 3 周	识别和应对室外环境危险因素 运动锻炼方法 2 个
第四次	第 4 周	防控跌倒相关疾病 运动锻炼方法 2 个
第五次	第 5 周	选择和使用辅助工具 运动锻炼方法 2 个

课程次数	建议时间	主要知识技能
第六次	第6周	合理用药 应对害怕跌倒心理 复习学过的运动锻炼动作
第七次	第7周	建立防跌倒的良好行为习惯 复习学过的知识技能 复习学过的运动锻炼动作

2. 学员任务

（1）按时到：按时参加每次活动，尽量不缺席。

（2）用心学：认真听讲，积极发言，不要轻易放弃。

（3）有行动：将所学知识转化为应用与实际行动；即便中途停止或者失败，也不要放弃。

（4）乐分享：乐于主动分享，让自己的成功和失败变为别人可以借鉴的经验。

3. 活动规则★

（1）遵守考勤制度。坚持参加，无法参加时可请假，不要因为一次没有参加活动而退出，欢迎您的每一次到来。

（2）暂不邀请其他人加入。为了保证活动效果，在活动期间，暂不邀请小组成员外的人员参加。

（3）尊重每一个人。他人的意见不对时，可以讨论，不可以不尊重别人（不打断他人，有不同意见时互相尊重）。

（4）保护隐私。对课程中他人分享的经历、数据、患病情况等隐私信息进行保密。

（5）多鼓励他人。对每个人的付出和进步都给予鼓励和表扬，您可以用微笑、点头、鼓掌、语言肯定等方式鼓励他人。

我的参加记录

课程次数	上课时间	是否参加	主要知识技能
第一次	_____年___月___日	□是 □否	老年人跌倒的危害、危险因素和可预防性 老年人运动安全 运动锻炼方法 2 个
第二次	_____年___月___日	□是 □否	改善家居环境预防跌倒 运动锻炼方法 2 个
第三次	_____年___月___日	□是 □否	识别和应对室外环境危险因素 运动锻炼方法 2 个
第四次	_____年___月___日	□是 □否	防治跌倒相关疾病 运动锻炼方法 2 个

续表

课程次数	上课时间	是否参加	主要知识技能
第五次	_____年___月___日	□是 □否	选择和使用辅助工具 运动锻炼方法 2 个
第六次	_____年___月___日	□是 □否	合理用药 应对害怕跌倒心理 复习学过的运动锻炼方法
第七次	_____年___月___日	□是 □否	建立防跌倒的良好行为习惯 复习学过的知识技能 复习学过的运动锻炼方法

运动锻炼防跌倒

活动时间：_____年____月____日

活动地点：_____

教　　师：_____

课程目的　★相互认识、组成团队
　　　　　　了解本系列课程的设计理念、目标和管理制度
　　　　　★了解老年人跌倒的危害、危险因素和可预防性
　　　　　　了解老年人运动安全知识
　　　　　★学会2个运动锻炼方法
　　　　　★制订一周行动计划

课程安排　★活动1　相互认识、组成团队
　　　　　　活动2　学习课程的设计理念、目标和管理制度
　　　　　　活动3　学习老年人跌倒的危害、危险因素
　　　　　　　　　　和可预防性
　　　　　　活动4　学习运动防跌倒、老年人运动的原则
　　　　　★活动5　学习2个运动锻炼方法
　　　　　★活动6　制订一周行动计划
　　　　　　活动7　总结

标有★的活动是本次课程的重点内容。

【重要知识】

一、跌倒预防自我管理

1. 健康自我管理

健康自我管理就是通过各种形式的学习，掌握维护健康和防治疾病的必要技能，在卫生专业人员的指导下，自己学会照顾好自己的健康，自己承担起主要的预防性和治疗性保健任务，从而提高生活质量，延长健康寿命。

2. 预防跌倒的自我管理

预防跌倒的自我管理，就是学习掌握预防跌倒的各种必要知识和技能，在专业人员的帮助下，自己学会照顾好自己身体，建立预防跌倒的行为习惯，自己承担起预防跌倒的任务，降低跌倒发生概率及跌倒后严重程度，从而提高生活质量，延长健康寿命。

二、预防老年人跌倒知识技能

预防跌倒的知识和技能涉及很多内容，主要包括下列内容。这些内容我们都会在咱们的课程中教授给大家。

✦ 主动学习各种跌倒预防知识和技能。

✦ 运动锻炼提升平衡功能、肌肉力量、耐力。

✦ 改善家居环境。

✦ 识别和应对室外环境的跌倒危险因素。

✦ 改变易跌倒的行为习惯。

✦ 选择和使用防跌倒的辅助工具。

✦ 积极预防、治疗和控制跌倒相关疾病。

✦ 应对害怕跌倒心理。

✦ 健康自我管理技能：自我评估、制订计划、执行计划、解决问题。

三、老年人跌倒的危害

1. 跌倒是老年人健康的严重威胁

✦ 跌倒是最常见的老年人伤害。

✦ 世界卫生组织估计：全球每年约有三分之一的65岁以上老年人发生跌倒，年龄越大的老年人跌倒发生的概率越高。

✦ 与没有发生过跌倒的老年人相比，发生过跌倒的老年人跌倒风险更高。

✦ 因为受伤到医疗机构就诊的老年人中，一半以上是跌倒导致的。

✦ 跌倒是造成我国 65 岁及以上老年人创伤性骨折的第一位原因。

✦ 跌倒是我国 65 岁及以上老年人伤害死亡的第一位原因。

2. **跌倒发生的主要特点**

因跌倒就诊的老年人病例中：

✦ 一半以上的病例发生在老年人家里。

✦ 约三分之一的病例会发生骨折。

✦ 约四分之一的病例发生头部受伤。

✦ 约三分之一的病例达到中重度损伤。

跌倒除了给老年人造成身体上的损伤外，还会对老年人的心理、独立生活能力、日常行动能力、家庭和社会关系等造成一定程度的影响。

四、老年人跌倒的危险因素

✦ 老年人跌倒的危险因素包括生物因素、行为因素、环境因素和社会经济因素四个方面。

✦ 老年人跌倒的发生通常不是单一因素的作用，而是多个因素共同作用的结果。

✦ 老年人拥有的跌倒危险因素越多，跌倒风险越高。

老年人跌倒常见危险因素

生物因素	行为因素	环境因素	社会经济因素
✦ 高龄	✦ 使用多种药物	✦ 建筑设计或维护较差	✦ 低收入
✦ 女性	✦ 使用镇静剂、抗抑郁药、抗高血压药等药物	✦ 房屋安全性较差	✦ 受教育水平低
✦ 某些慢性病			✦ 居住条件较差
✦ 某些急性疾病			✦ 独自居住
✦ 认知障碍	✦ 过量饮酒	✦ 环境缺乏扶手、路缘坡道、休息区等	✦ 缺乏社会互动
✦ 步态异常	✦ 冒险行为		✦ 医疗服务可及性差
✦ 平衡能力差	✦ 缺乏身体活动		
✦ 肌肉力量弱	✦ 害怕跌倒	✦ 照明较差或光线对比过于强烈	✦ 社区服务和资源不足
✦ 视力不良	✦ 穿不合适的鞋		
✦ 跌倒史	✦ 未使用或未正确使用助行工具	✦ 地面不平、湿滑	
		✦ 有障碍物或有被绊倒的危险	

五、老年人跌倒的预防策略

老年人预防跌倒，应学习科学的防跌倒知识，了解跌倒的危害和自身跌倒风险，并通过加强运动锻炼、去除环境危险因素、建立防跌倒行为习惯、积极正确使用辅助器具、科学用药、积极防治与跌倒相关疾病等策略和方法降低跌倒风险。

六、运动锻炼防跌倒

✦ 科学、适当的运动锻炼，可以预防跌倒发生，降低跌倒后骨折的可能性。

✦ 运动锻炼是最重要的防跌倒策略。

✦ 个人锻炼和团体锻炼都有预防跌倒发生的作用。
太极拳、八段锦、平衡操等可以改善人体平衡功能、肌肉力量、灵活性和耐力。

✦ 每位老年人应选择适合自身的运动锻炼形式和强度，并养成运动锻炼的习惯。

注意：不是所有运动锻炼都能预防跌倒，也没有哪一项运动锻炼适合每一个老年人。

七、老年人参加运动锻炼的基本原则

1. 安全性原则

老年人运动锻炼首先要考虑安全性问题。避免危险动作，动作要简单，运动强度和动作幅度不能太大。运动遵医嘱。注意运动环境安全。

2. 全面性原则

人体是个整体，尽量选择多种运动项目，能活动全身多个部位。

3. 适度性原则

根据自身生理特点和健康状况选择适当的运动锻炼形式、强度、时间、频次。每周 3 ~ 5 次，最好每天坚持；条件允许时，每天户外活动时间至少 30 分钟，最好 1 小时。锻炼时量力而行，循序渐进，运动强度以微微出汗，自我感觉舒适为度。

八、人体平衡功能

✦ 平衡指人体所处的一种姿势或稳定状态。

✦ 跌倒是人体失去平衡的结果。

✦ 平衡功能是人体保持身体稳定和平衡的能力。

❖ 平衡功能与人体感觉系统（视觉、平衡觉、本体感觉等）、神经系统（中枢神经等）和骨骼肌肉（关节、肌肉、骨骼等）等多方面的生理功能有关。

❖ 人体衰老导致身体各系统功能下降，造成了人体平衡功能有所下降。

❖ 运动锻炼，可以延缓人体平衡功能的下降。

九、学习运动锻炼方法

防跌倒运动锻炼方法：①坐位重心转移，②单腿站立。具体锻炼方法和注意事项见本书附录3防跌倒运动锻炼方法部分第107页至110页内容。

十、行动计划与活动评价

【我的行动计划】

行动计划的要素

1. **您自己想做的事情**（不是别人认为您应该做的事情）

2. **可以完成的事情**（您预计本周能完成的事情）

3. **具体的行动**（预防跌倒、提高平衡能力是目标，而不是行为；锻炼太极拳、健步走等是行为）

4. 必须回答以下问题

问题	解释
(1)做什么	具体行为,例如:喝牛奶、单腿站立等
(2)做多少	数量、频次、持续时间等,例如:喝牛奶 1 杯,左右侧单腿站立各 2 次,每次 30 秒钟
(3)每周做多少	例如:3 次。订计划时应避免每天做。如果有突发事情,计划做 3 天且完成了,比计划做 6 天但不能完成会更加成功。如果订了 3 ~ 5 天而最终做了 7 天(超额完成),您会更有成就感
(4)什么时间做	定时间、定日子,例如:睡觉前,或者周一、周三、周五
(5)是否有信心	问自己完成行动计划的信心有多高。0 分代表完全没有信心,10 分代表有十足的信心。如果您给自己 7 分以下,您可能需要找出有什么障碍,并重新考虑一下您的行动计划,做一些您比较有信心完成整个计划的事情,可以成功完成整个行动计划才是最重要的

一周行动计划

时间：＿＿＿＿年＿＿月＿＿日（星期　　）至　　　　　年　　　月　　　日（星期　　）

分类	行动内容（做什么）	行动强度（做多少）	行动时间（什么时间做）	行动频次（每周做几天）	完成信心（0～10分）	完成情况记录

注：完成情况可分为：完成、部分完成、未能完成、超额完成、改为另一个计划等几种情况，请如实记录。

【评价】

您对本次课程的总体评价

□非常好　　　□很好　　　□一般　　　□不太好　　　□很差

您对今天自己表现的总体评价

□非常好　　　□很好　　　□一般　　　□不太好　　　□很差

【我的收获和感受】

本次课程我的主要收获（画√或者写下您的收获或感受）:

□ 认识了几位社区里的工作人员

□ 认识了社区老年朋友

□ 开始重视跌倒问题

□ 认识到跌倒不是小事，可能很严重

□ 认识到预防跌倒，需要从自身做起

□ 了解了影响跌倒发生的一些因素

□ 认识到大多数的跌倒是可以预防的

□ 预防跌倒需要讲科学，需要学习相关知识

□ 学会了 2 个运动锻炼方法

□ 制订了一个一周行动计划

随便写写

本次课程您的收获、感受，发生的趣事……

良好的开端是成功的一半。您已经在预防跌倒的征程上迈出了最关键的一步，加油！

改善家居环境

活动时间：_____年____月____日

活动地点：_____

教　　师：_____

课程目的　★分享上周行动计划完成情况

　　　　　★识别常见家居环境中跌倒相关危险因素

　　　　　★学会如何去除家居环境危险因素

　　　　　　了解平衡功能锻炼原则

　　　　　★学会2个运动锻炼方法

　　　　　　制订一周行动计划

课程安排　活动1　开场和回顾

　　　　　★活动2　分享上周行动计划完成情况

　　　　　★活动3　学习家居环境安全与跌倒危险环境

　　　　　　　　　　改造知识

　　　　　★活动4　复习学过的运动锻炼动作

　　　　　★活动5　学习2个运动锻炼方法

　　　　　　活动6　制订一周行动计划

　　　　　　活动7　总结

标有★的活动是本次课程的重点内容。

【分享上周行动计划完成情况】

如在完成行动计划时遇到问题，可以考虑用下列方法解决问题：

（1）认清问题所在（这是最困难和最重要的一步，有时自己主观认为的问题并不一定是真正的问题）。

（2）列出可以解决问题的方法。

（3）尝试一个解决问题的方法。

（4）看看已尝试方法的效果。

（5）如果上一个方法无效，改用另一个方法，并再次评估其效果。

（6）利用其他资源，如果尝试几个方法后问题还未解决，可请教专业人员、家人、朋友帮助，并回到第三步。

（7）接受有些问题短时间内无法解决的现实，等待时机日后解决。

【 重要知识 】

一、家居环境与跌倒

家是老年人跌倒的多发地点。家居环境中应特别关注下列因素：

1. 地面

地面湿滑、不平，特别是在卫生间、浴室、厨房等区域。家中使用的地垫和地毯不固定，容易错位。

2. 照明

照明不足或过强，开关灯不方便，缺乏夜间照明等都是影响老年人对环境判断的危险因素。

3. 障碍物

室内的台阶、门槛、地垫和地毯的隆起或卷边、室内过道的杂物、电线等障碍物。

4. 楼梯

楼梯坡度过陡，台阶过高、过窄、破损，楼梯周围没有安全扶手，或者扶手不连贯、不稳定、高矮不合适。

5. 扶手和支撑物

在卫生间、浴室等老年人需要起身、寻找支撑点的区域没有扶手。

在门厅需要换鞋的区域或浴室洗浴的区域没有换鞋凳、洗澡椅等辅助工具。

6. 家具

椅子、沙发等没有扶手，太矮，没有靠背或靠背太低；座椅有轮子，不固定。家具摆放位置不合理，影响老年人在室内顺畅通行。

二、老年人跌倒家居环境危险因素自评和改造

老年人跌倒家居环境危险因素及改造建议

项目	常见问题画"√"越多， 环境危险越多，请及时清除	改造建议	危险因素 清除记录
照明	□ 老年人活动区域没有安装照明	□ 在老年人所有活动区域安装照明	
	□ 照明不足、过强、刺眼、闪烁等	□ 照明有一定强度，光线柔和，不刺眼，不闪烁。不使用裸露灯泡照明	
	□ 夜间进入房间或起夜时无法方便开关照明	□ 改变照明开关位置，方便老年人在门口和床上开关。使用带有遥控器的灯具或感应开关灯具。在经常需要开关照明的位置增加灯具	
	□ 不使用夜灯、手电筒等夜间照明工具	□ 使用小夜灯、手电等工具	

续表

项目	常见问题画"√"越多，环境危险越多，请及时清除	改造建议	危险因素清除记录
地面湿滑	□ 地面有水、油等造成湿滑	□ 在经常有水或油的位置（如卫生间、厨房、水池等位置）使用地垫、防滑垫。及时清理地面的水和油。改变家具的位置，更换不合适的工具，减少液体洒落地面的可能性	
	□ 地板或地面装修材质过于光滑	□ 更换为防滑材质的地板或地面。使用地毯或地垫。地面刷防滑涂料	
	□ 地板因打蜡、上光等造成光滑	□ 避免给地板打蜡或使用上光剂	
地毯	□ 地毯、地垫边缘翘起	□ 更换地毯或地垫。保持地毯和地垫平整	
	□ 地毯或地垫松散易滑动	□ 移走地毯或地垫。使用双面胶固定地毯或地垫	
台阶门槛	□ 过高的门槛	□ 去除过高的门槛。在门槛处增加警示标识，使门槛更易被看到	

续表

项目	常见问题画"√"越多，环境危险越多，请及时清除	改造建议	危险因素清除记录
台阶门槛	□ 过高的台阶	□ 在台阶处增加警示标识，使台阶更易被看到。去除台阶。在台阶附近安装扶手或者能提供一定支撑的家具、设备	
障碍物	□ 走廊、通道有家具、杂物或临时摆放的物品	□ 重新布置家具位置，保证通道通畅。清除走廊、通道上的杂物，临时摆放物品。减少家中杂物、家具数量。养成不随意摆放物品的习惯	
家具选择和摆放	□ 沙发、座椅、床过高或过低	□ 调整沙发、座椅、床的高度以坐在上面全脚掌刚刚好能着地为宜	
	□ 坐便器过高或过低	□ 更换或调整坐便器到合适的高度。使用坐便器座椅	
	□ 从沙发、座椅、床起身时没有扶手或支撑物	□ 使用有扶手的沙发、座椅、床，或在沙发、座椅、床附近安装扶手，或摆放可提供支撑的家具	
	□ 家具中有大量玻璃，或易碎、尖锐材料作为装饰	□ 尽量不使用玻璃制家具。避免或减少使用含有易碎、尖锐材料的家具或装饰	

027

续表

项目	常见问题画"√"越多，环境危险越多，请及时清除	改造建议	危险因素清除记录
家具选择和摆放	□家具不稳固，如带轮子椅子、简易组装的桌子等	□使用稳固的家具，不使用带轮子的椅子。修理或替换家中晃动不稳的家具	
	□家具摆放不便于老年人在室内通行，如家具阻碍了通道，或因家具摆放增加老年人的绕行	□改变家具摆放位置，使其不阻碍室内通道走廊，不增加老年人室内的绕行	
	□储存食物、调料、日常用品的柜子、抽屉、架子过高或过低	□调整储物柜子、抽屉、架子至合适高度，尽量保证老年人不用登高，不用过度弯腰可以方便拿到日常用品	
	□进门如需换鞋、换鞋处没有供老年人使用的座椅	□在换鞋的位置增加座椅、鞋拔子等工具	
没有扶手或支撑物	□马桶、浴缸、淋浴处没有扶手	□在马桶旁、浴缸、淋浴处安装扶手	
	□室内有楼梯、台阶、坡道的位置没有扶手	□在室内楼梯、台阶、坡道处安装扶手	

续表

项目	常见问题画"√"越多，环境危险越多，请及时清除	改造建议	危险因素清除记录
	□ 楼道、楼梯没有照明，或者照明不足	□ 增加照明。维修损坏的灯具	
楼道楼梯	□ 楼道、楼梯旁边堆有杂物	□ 清理楼道、楼梯杂物，保持楼梯、楼道无障碍	
	□ 楼梯台阶的边缘不能看清	□ 使用颜色鲜艳、明亮的油漆或警示标识台阶	
	□ 楼梯台阶有破损	□ 及时警示、维修破损的台阶	
宠物	□ 家中的宠物没有固定休息位置	□ 给家里宠物安排固定位置休息，避免宠物在通道中休息	
	□ 家中宠物不易被人发现	□ 给宠物佩戴铃铛，增加宠物的可见性	
其他	□ 1.	□ 1.	
	□ 2.	□ 2.	
	□ 3.	□ 3.	

三、平衡功能锻炼的原则

1. 主动参与

老年人主动参与，集中注意力，是保证锻炼效果的重要前提。

2. 安全原则

安全第一是开展运动锻炼最重要的原则。锻炼前，先评估老年人平衡功能水平，再选择与老年人平衡功能水平相当的训练，从较低水平开始训练，逐渐从简单向复杂过渡。

训练环境中应去除障碍物，使用稳定的设备、设施（如桌椅、毯子等），加强安全教育，保持安全意识，特别注意穿着合适的衣服和鞋（衣裤长短、大小合适；穿软底、平跟、合脚的鞋）。

3. 循序渐进

（1）支撑面积由大到小

从最稳定的体位逐步过渡到最不稳定的体位。

锻炼顺序：①卧位→跪位→坐位→站立位→行走；②使用辅助器具→减少辅助器具的使用→不使用辅助器具。

（2）从静态平衡到动态平衡

首先锻炼静态平衡功能，即能独自坐或独自站立，当具有良好的静态平衡功能之后，再进行动态平衡锻炼。

锻炼顺序：静态平衡→动态平衡。

（3）从睁眼到闭眼

视觉对平衡功能有补偿作用，因而开始训练时可在睁眼状态下进行，当平衡功能改善后，可在闭眼状态下进行，增加训练难度。

锻炼顺序：有视觉反馈→减少视觉反馈→无视觉反馈。

（4）逐渐增加训练的复杂性

逐渐增加上肢、下肢和躯干的动作，增加头颈和躯干动作可以改善前庭功能。

锻炼顺序：床、椅、地面等稳定的支撑面——软垫、平衡垫、瑜伽球等活动的支撑面。

4. 综合治疗

平衡功能障碍一般不是单独存在的，老年人常伴有其他功能障碍，如肌力减退、肌张力异常或言语、认知功能障碍等，因此，需同时进行综合康复治疗。

5. 及时调整

训练方案实施后，还要根据老年人的实际情况，定期评定，了解训练是否合适有效。根据评定的结果，及时调整训练方案（如内容、时间、难易程度等），然后再次实施，再次评定，再次调整，如此循环，直至训练方案结束。

四、学习运动锻炼方法

防跌倒运动锻炼方法：①站立位重心转移（左右转移），②脚尖 - 脚跟站立。

具体锻炼方法和注意事项见本书附录 3 防跌倒运动锻炼方法部分第 110 页至 112 页内容。

五、行动计划与活动评价

【我的行动计划】

一周行动计划

时间：_____ 年 ___ 月 ___ 日（星期　）至　　　　年　　月　　日（星期　）

分类	行动内容 （做什么）	行动强度 （做多少）	行动时间 （什么时间做）	行动频次 （每周做几天）	完成信心 （0～10分）	完成情况 记录

注：完成情况可分为：完成、部分完成、未能完成、超额完成、改为另一个计划等几种情况，请如实记录。

【评价】

您对本次课程的总体评价

□非常好　　□很好　　□一般　　□不太好　　□很差

您对今天自己表现的总体评价

□非常好　　□很好　　□一般　　□不太好　　□很差

【我的收获和感受】

本次课程我的主要收获（画√或者写下您的收获或感受）：

□ 对讲课的工作人员更熟悉了

□ 与一起参加课程的社区朋友更熟悉

□ 了解了更多的预防跌倒知识

□ 知道了家里是老年人跌倒发生最多的地点

□ 认识到过去没注意过的家居内的跌倒环境危险

□ 了解一些改善家居环境预防跌倒的知识

□ 有些改善自己家居环境的想法

□ 会使用《老年人跌倒家居环境危险因素检查表》

□ 简单复习了学过的运动锻炼方法

□ 学会了几个运动锻炼方法

□ 制订了一个一周行动计划

随便写写

本次课程您的收获、感受，发生的趣事……

积极应对室外环境危险因素

活动时间：_____年____月____日

活动地点：_____

教　　师：_____

课程目的　　识别常见室外环境跌倒危险因素

　　　　　★学会应对室外环境跌倒危险因素的方法

　　　　　★学会2个运动锻炼方法

　　　　　制订一周行动计划

课程安排　　活动1　开场和回顾

　　　　　活动2　分享上周行动计划完成情况

　　　　★活动3　学习室外环境安全与防跌倒知识

　　　　★活动4　复习学过的运动锻炼动作

　　　　★活动5　学习2个运动锻炼方法

　　　　　活动6　制订一周行动计划

　　　　　活动7　总结

标有★的活动是本次课程的重点内容。

【分享上周行动计划完成情况】

如在完成行动计划时遇到问题，可以考虑用下列方法解决问题：

（1）认清问题所在（这是最困难和最重要的一步，有时自己主观认为的问题并不一定是真正的问题）。

（2）列出可以解决问题的方法。

（3）尝试一个方法。

（4）评估已尝试的方法的效果。

（5）如果上一个方法无效，改用另一个方法，并再次评估其效果。

（6）利用其他资源，如果尝试几个方法后问题还未解决，可请教专业人员、家人、朋友帮助，并回到第三步。

（7）接受有些问题短时间内无法解决的现实，等待时机日后解决。

【重要知识】

一、跌倒相关的室外环境危险因素

（1）**地面和道路：**倾斜、陡峭、不平坦、坑洞，湿滑，障碍物。

（2）**台阶、斜坡：**台阶或斜坡的高度、宽窄、幅度不合适，台阶级数太多或太少、破损、不易被观察到，没有扶手。

（3）**照明：**社区、道路、台阶、斜坡等区域照明不足。

（4）**休息场所：**社区、公园、道路、商场等缺少休息座位。

（5）**自动扶梯：**自动扶梯速度快，使用自动扶梯人多。

（6）**人流：**拥挤的人流，交通出行高峰。

（7）**交通信号灯：**交通信号灯时间过短。

（8）**天气因素：**雨雪、大风等。

二、如何应对室外跌倒危险环境

1. 保持警惕

树立"跌倒可以预防的理念"，在室外活动时注意观察环境中的危险因素，不要心存侥幸心理。行走过程中不要双手插在衣服兜里。

2. 减速慢行

放慢走路、转身、上下楼梯、上下车、起身的速度。开房门、去卫生间、排队时别着急。

3. 检查环境

注意检查您所在的社区、公园、道路、商场、地铁、楼道等环境，特别应注意地面是否湿滑，有无坑洼不平、台阶坡道、障碍物等。注意环境中是否有车辆、人流、动物，远离那些可能碰倒您的人、物。

4. 找支撑物

走路、上下楼等行动时，优先选择有扶手、栏杆或其他支撑物的区域。乘坐自动扶梯时，注意站稳扶好，上下扶梯时注意保持身体平衡，不在人流量大的高峰时段乘坐扶梯，不在上下扶梯区域停留。乘坐扶梯困难时，尽量选择升降电梯，或者向工作人员寻求帮助。

5. 走在明处

选择照明好、能看清地面的区域行走。

6. 主动休息

根据身体条件，在行走、运动、交通出行过程中主动休息，避免因体力下降增加跌倒风险。过马路时，如果无法在交通信号灯绿灯时间内通过马路，应选择马路上安全岛等安全区域暂时休息。上楼时，适当增加休息次数。

7. 穿着适当

外出活动穿合体的衣裤、便于行走的鞋，不穿高跟鞋、拖鞋；根据天气情况和身体状况佩戴帽子、太阳镜。

8. 关注天气

出行前关注天气预报，减少雨、雪、雾、风天气及极端气候条件下的外出活动。

9. 随身携带

出门活动时携带手杖、电话、本人信息卡片。外出购物携带购物拉车。夜晚出行带上照明工具。

10. 不凑热闹

尽量不在出行高峰时段外出，不在人流量大的时段去公园、商场、车站等场所。

三、锻炼下肢力量的注意事项

1. 运动过程中请穿合适的衣服鞋袜，裤腿不宜过长。

2. 运动强度与运动量须因人而异。

✦ 对于身体功能良好的老年人，可在此动作的基础上进阶训练（增加难度），例如利用弹力带进行适度抗阻训练，也可适度增加运动组数或次数来增加运动量。

✦ 对患有冠心病、高血压等心脑血管疾病的老年人，建议在此基本动作上选择退阶或辅助训练（降低难度），例如坐立位完成脚跟脚尖提起运动、俯卧位完成向后抬腿运动。

3. 运动须循序渐进，逐渐调整运动难度系数、运动量、运动强度和运动时间，切勿"咬牙坚持"或"挑战极限"。对于平衡功能较差的老年人，须从卧位或坐位开始，以防跌倒。

4. 运动过程中若出现胸闷心悸、肢体疼痛等其他不适症状时，应立即暂停运动，严重者须及时就医。

四、学习运动锻炼方法

防跌倒运动锻炼方法：①抬腿运动，②脚跟脚尖提起。

具体锻炼方法和注意事项见本书附录 3 防跌倒运动锻炼方法部分第 113 页至 115 页内容。

五、行动计划与活动评价

【我的行动计划】

一周行动计划

时间：_____ 年 ___ 月 ___ 日（星期 ___ ）至 _____ 年 ___ 月 ___ 日（星期 ___ ）

分类	行动内容 （做什么）	行动强度 （做多少）	行动时间 （什么时间做）	行动频次 （每周做几天）	完成信心 （0～10分）	完成情况 记录

注：完成情况可分为：完成、部分完成、未能完成、超额完成、改为另一个计划等几种情况，请如实记录。

【评价】

您对本次课程的总体评价

□非常好 　　□很好 　　□一般 　　□不太好 　　□很差

您对今天自己表现的总体评价

□非常好 　　□很好 　　□一般 　　□不太好 　　□很差

【我的收获和感受】

本次课程我的主要收获（画√或者写下您的收获或感受）：

□ 对讲课的社区工作人员更熟悉了

□ 与一起参加课程的社区朋友更熟悉

□ 知道了一些常见的室外跌倒危险环境

□ 认识到在室外和公共场所可以通过调整行为预防跌倒

□ 以后在室外活动时会注意预防跌倒

□ 简单复习了学过的运动锻炼方法

□ 学会了几个运动锻炼方法

□ 制订了一个一周行动计划

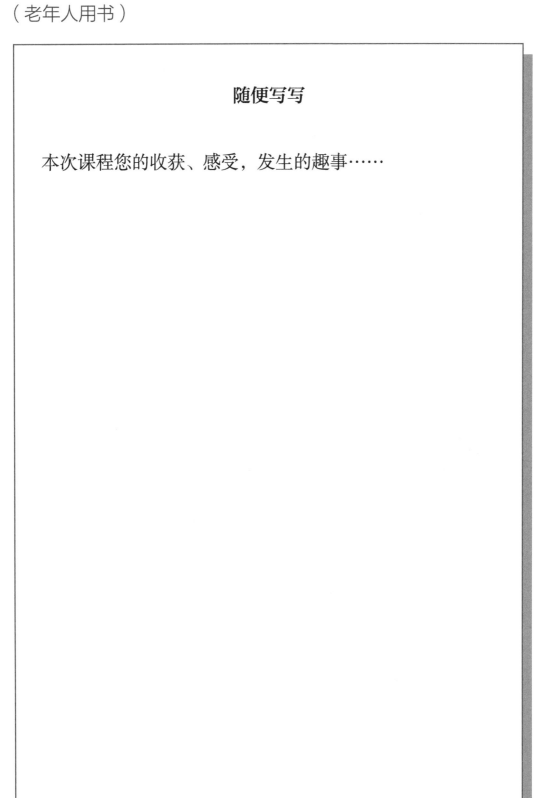

随便写写

本次课程您的收获、感受，发生的趣事……

预防控制跌倒相关疾病

活动时间：_____年____月____日

活动地点：_____

教　　师：_____

课程目的　★了解与跌倒相关的疾病有哪些

　　　　　★学会 2 个运动锻炼方法

　　　　　　制订一周行动计划

课程安排　　活动 1　开场和回顾

　　　　　　活动 2　分享上周行动计划完成情况

　　　　　★活动 3　学习防控跌倒相关疾病知识

　　　　　★活动 4　复习学过的运动锻炼动作

　　　　　★活动 5　学习 2 个运动锻炼方法

　　　　　　活动 6　制订一周行动计划

　　　　　　活动 7　总结

标有★的活动是本次课程的重点内容。

【分享上周行动计划完成情况】

如在完成行动计划时遇到问题，可以考虑用下列方法解决问题：

（1）认清问题所在（这是最困难和最重要的一步，有时自己主观认为的问题并不一定是真正的问题）。

（2）列出可以解决问题的方法。

（3）尝试一个方法。

（4）评估已尝试的方法的效果。

（5）如果上一个方法无效，改用另一个方法，并再次评估其效果。

（6）利用其他资源，如果尝试几个方法后问题还未解决，可请教专业人员、家人、朋友帮助，并回到第三步。

（7）接受有些问题短时间内无法解决的现实，等待时机日后解决。

【重要知识】

一、与跌倒相关的疾病或症状

常见的能增加老年人跌倒风险的疾病或症状：

1. 眼部疾病

白内障、偏盲、青光眼、黄斑变性、老年性色素沉着等。

2. 足部疾病

鸡眼、胼胝（老茧）、趾囊炎、趾甲疾患、溃疡等。

3. 肌肉骨骼系统疾病

骨关节炎、风湿性关节炎、急性软组织损伤等。

4. 心脑血管疾病

体位性低血压、小血管缺血性病变等。

5. 神经系统疾病

脑卒中、帕金森病、小脑疾病、前庭疾病等。

6. 精神疾病

痴呆、抑郁、狂躁等。

7. 症状

晕厥、惊厥、眩晕、大小便失禁、尿频、尿急等。

二、积极治疗与跌倒相关疾病

1. 预防跌倒，积极治疗

✦ 预防第一：合理膳食、适当运动、戒烟限酒、心理平衡，主动预防疾病。

✦ 积极治疗：老年人患病后，不应讳疾忌医，要积极到正规医疗机构治疗与康复。

✦ 提高意识：了解疾病可能造成的跌倒风险，提高防跌倒意识。

✦ 排查疾病：一旦发生跌倒，无论是否受伤，都应告诉家人，到医疗机构做一次检查，排查一下跌倒是否由疾病引起。

2. 常见跌倒相关疾病或症状的医学处置措施

疾病 / 症状	医学处理措施	推荐专家、服务提供人员
眼部疾病	常规眼部检查;眼部药物使用;手术等	眼科专业医生、眼科专业检查人员
足部疾病	消除鸡眼;矫正设备包括鞋垫、鞋具;给予家庭足部护理指导	足病医生、矫形外科医生和技师

续表

疾病/症状	医学处理措施	推荐专家、服务提供人员
肌肉骨骼系统疾病	正确的诊断；使用抗炎药物；活动辅助设备（手杖、适老助行器等）；自我治疗教育；使用髋部保护装置；锻炼指导	理疗师、矫形外科医生和技师、风湿病医生
体位性低血压	评估所使用药物；健康教育	心血管病医生、老年科护理人员
神经系统疾病	正确的诊断；使用髋部保护装置	神经科医生、老年病学医生、其他职业治疗技师
精神疾患	详细询问可能的诱因；使用药物；使用髋部保护装置	神经科医生、精神科医生、心理学医生、老年护理人员
大小便失禁	正确的诊断；适当地指导；评估利尿剂的使用情况	泌尿科医生、失禁护理人员、妇科医生、职业理疗师、物理技师、老年护理人员
严重反复发作的眩晕	正确的诊断；鉴别病因	耳鼻喉科医生、神经科医生、心血管病医生

三、骨质疏松症防治

1. 什么是骨质疏松症

骨质疏松症是一种骨量低、骨组织微观结构损坏，导致骨脆性增加、骨折危险性增加为特征的全身性骨骼疾病，多发于老年人群。

2. 骨质疏松症的危害

疼痛、脊柱变形、骨折是骨质疏松症的三大临床表现。

3. 如何诊断骨质疏松症

诊断金标准：双能 X 射线骨密度检查。

4. 骨质疏松症的原因

✦ 钙调节激素的分泌失调致使骨代谢紊乱：甲状腺 C 细胞所分泌的降钙素（PTH）使骨代谢活跃，促进骨吸收。

✦ 性激素分泌减少：绝经后雌激素水平下降，雌激素对破骨细胞抑制作用减弱，破骨细胞数量增加、凋亡减少，且寿命延长，骨吸收比骨形成更快，造成骨量丢失。

✦ 蛋白质、钙、磷、维生素及微量元素摄入不足。

✦ 运动减少：适当的力学刺激有利于维持骨重建，修复骨骼微损伤，避免微损伤累积和骨折。

5. 如何预防骨质疏松症

坚持体育锻炼；戒烟、限酒、避免过量食用碳酸饮料和浓咖啡；补充钙元素和维生素 D；日照；药物治疗；避免跌倒和骨折。

更多防治骨质疏松症信息见附录 4 防治骨质疏松知识要点。

四、学习运动锻炼方法

防跌倒运动锻炼方法：①侧向走，②坐 - 立 - 坐练习。

具体锻炼方法和注意事项见本书附录 3 防跌倒运动锻炼方法部分第 115 页至 118 页内容。

五、行动计划与活动评价

【我的行动计划】

一周行动计划

时间： ____年____月____日（星期____）至____年____月____日（星期____）

分类	行动内容 （做什么）	行动强度 （做多少）	行动时间 （什么时间做）	行动频次 （每周做几天）	完成信心 （0～10分）	完成情况 记录

注：完成情况可分为：完成、部分完成、未能完成、超额完成、改为另一个计划等几种情况，请如实记录。

【评价】

您对本次课程的总体评价

□非常好　　□很好　　□一般　　□不太好　　□很差

您对今天自己表现的总体评价

□非常好　　□很好　　□一般　　□不太好　　□很差

【我的收获和感受】

本次课程我的主要收获（画√或者写下您的收获或感受）：

□ 对讲课的社区工作人员更熟悉了

□ 与一起参加课程的社区朋友更熟悉

□ 了解了更多的预防跌倒知识

□ 了解了疾病可能影响跌倒的发生及后果

□ 知道了积极治疗疾病可以降低跌倒风险

□ 了解了骨质疏松是增加骨折风险的重要因素

□ 学习了一些预防骨质疏松的知识

□ 简单复习了学过的运动锻炼方法

□ 学会了几个运动锻炼方法

□ 制订了一个一周行动计划

随便写写

本次课程您的收获、感受，发生的趣事……

使用防跌倒辅助工具

活动时间：_____年____月____日

活动地点：_____

教　　师：_____

课程目的　　了解与跌倒相关辅助工具
　　　　　　★了解选择拐杖、眼镜和鞋的要点
　　　　　　了解耐力锻炼基础知识
　　　　　　★学会 2 个运动锻炼方法
　　　　　　制订一周行动计划

课程安排　　活动 1　开场和回顾
　　　　　　活动 2　分享上周行动计划完成情况
　　　　　　★活动 3　学习防跌倒辅助工具选择和使用
　　　　　　★活动 4　复习学过的运动锻炼动作
　　　　　　★活动 5　学习 2 个运动锻炼方法
　　　　　　活动 6　制订一周行动计划
　　　　　　活动 7　总结

标有★的活动是本次课程的重点内容。

【分享上周行动计划完成情况】

如在完成行动计划时遇到问题，可以考虑用下列方法解决问题：

（1）认清问题所在（这是最困难和最重要的一步，有时自己主观认为的问题并不一定是真正的问题）。

（2）列出可以解决问题的方法。

（3）尝试一个方法。

（4）评估已尝试的方法的效果。

（5）如果上一个方法无效，改用另一个方法，并再次评估其效果。

（6）利用其他资源，如果尝试几个方法后问题还未解决，可请教专业人员、家人、朋友帮助，并回到第三步。

（7）接受有些问题短时间内无法解决的现实，等待时机日后解决。

【重要知识】

一、预防跌倒辅具

（1）移位类器具：拐杖、助行器、轮椅等。

（2）防滑器具：防滑垫、防滑漆等。

（3）支撑物：扶手、护栏等。

（4）眼镜：远视眼镜、近视眼镜、太阳镜等。

（5）髋部保护装置。

（6）跌倒报警装置：自动检测跌倒的报警装置、手动报警装置等。

（7）改善照明器具：小夜灯、带遥控器的灯具、感应开关的灯具、手电筒等。

（8）其他器具：洗浴凳、加长的鞋拔、取物器、无绳电话、床栏等。

二、拐杖的选择

老年人选择拐杖时，必须亲自试用，主要关注拐杖的长度、底端、手柄、材质四个方面。

1. 长度要合适

拐杖过短或者过长容易导致手和上肢疲劳，造成身体倾斜，无法起到支撑作用，更容易使老年人失去平衡发生跌倒。

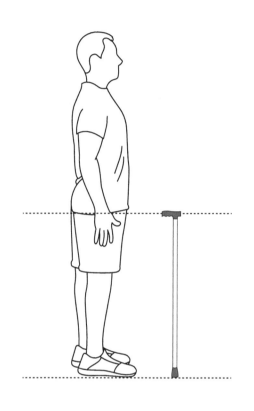

判断拐杖长度是否合适的方法：老年人自然站立，双手自然下垂，手腕横纹的高度应与拐杖手柄高度在同一平面。在挂手杖时，使胳膊轻微弯曲30°时，可以发挥肱三头肌的最大力量。

2. 底端需防滑

拐杖底端一定要有防滑头，购买时请检查拐杖防滑头是否能有效防滑。通常情况下，有凹凸平面的防滑头比光滑平面的防滑头更有效，硬度适中的橡胶材质比硬塑料材质的防滑头更能防滑。需要强调的是，随着拐杖底端防滑头的磨损，其防滑效果会变差，因此，定期检查拐杖防滑头的磨损程度、更换新的防滑头十分重要。

3. 手柄能抓牢

拐杖手柄以曲柄为好，类似登山杖的直柄手杖不建议老年人预防跌倒使用。选择拐杖时应重点考虑老年人能否握牢手柄，所以手柄的大小和材质很重要。握住拐杖手柄时，老年人拇指和食指能重叠形成闭合环，证明手柄大小合适。手柄太小或太大都会使老年人感觉不舒适、不方便，行走过程中遇到外力也容易把拐杖脱手。手柄的材质最好是防滑的，避免拐杖从手中滑脱。

4. 材质要结实

拐杖一定要结实、牢固、耐用。购买时应注重拐杖使用的木质、金属材质是否够结实，有无弯曲或变形。新的或使用了一段时间的拐杖如出现弯曲、变形，不但无法预防跌倒，还可能是造成跌倒的原因。

此外，拐杖的选择还须注意三点：

（1）常见的拐杖有单脚拐杖和多脚拐杖。通常情况下单脚拐杖就能满足大多数老年人的需求。对于平衡功能较差、走路不稳的老年人而言，选择使用四脚拐杖可以更大地增加身体稳定性，预防跌倒发生，但在地面不平整的情况下，不建议使用四脚拐杖。

（2）拐杖重量适中，以保证老年人使用时不会因拐杖太重而感到疲劳和难以移动为宜。

（3）对于那些行动能力、平衡功能较差的老年人，不建议使用拐杖，而应使用四角助行器或者轮椅。

三、眼镜的选择和使用

老年人视力下降或眼部疾患会让老年人看不清楚路面，容易作出错误的判断，没有把脚抬到应有的高度，或者没有发现台阶和斜坡，还易被障碍物绊倒，发生跌倒。其中最常见的问题就是"老花眼"。我们都知道佩戴近视眼镜时一定要先验光，再配镜。可是不少老年人在配老花镜时，却经常忽视这个问题，只凭感觉买老花镜，结果往往无法真正达到矫正视力的效果，还可能埋下安全隐患。

1. 如何挑选老花镜

（1）当配即配，别犹豫：当老年人出现眼花等症状时，就要及时检查、配镜。很多老年人发现自己看东西模糊不清了，也不愿接受眼花事实，强撑着或凑合着不去配眼镜，进而产生头晕、眼胀等症状。

（2）配镜前要进行眼科检查：老年人可能同时存在近视、远视、散光等多种视力问题，而且两只眼睛视力不良的程度有所不同。因此，应先要到正规医疗机构做眼睛专门的检查，在排除白内障、青光眼以及一些眼部疾病后，再验光配镜。

（3）老花镜要定期更换：一般情况下，老花镜佩戴2年左右就应该再次验光，重新配镜。由于老年人老花度数不断增加，眼镜也会出现划痕、老化等现象，不能一副眼镜戴到底。老年人应随着年龄的增长及时更换老花镜，直到眼睛老花的度数不再增加为止。

2. 慎重使用多焦点眼镜

近年来很多老年人选择使用多焦点眼镜。多焦点镜片从上到下按照渐进的规律存在不同的屈光度，老年人用眼镜上部可以看清楚远距离物件；用眼镜下部可以看清楚近距离物件；两个区域之间由过渡带连接，能看清中距离物件。但由于多焦点眼镜的两侧存在视力矫正盲区，有可能让老年人看到的物体位置远于或近于物体的实际位置，增加跌倒的风险。老年人应慎重选择和使用多焦点眼镜，特别是在行走、室外活动等过程中。

3. 使用太阳镜

在户外活动时，选择使用太阳镜能减少光线对眼睛的刺激，让老年人更好地在阳光或者照明强烈的环境中获得更高的视力。但老年人使用太阳镜也有一些讲究。

◆ 合格的太阳镜应使颜色不失真，佩戴时能清楚辨识交通信号灯。

◇ 佩戴太阳镜后，可清楚看到物体边缘。

◇ 佩戴太阳镜后，不感到眩晕和不适。

◇ 太阳镜颜色深浅适度，不要佩戴颜色过深的太阳镜。

◇ 如果患有眼部疾患，请眼科医生判断老年人是否适合佩戴太阳镜。

◇ 在夜晚或在光线较暗的环境中不要使用太阳镜。

四、鞋的选择

老年人在挑选鞋时应仔细观察和比较鞋各部分特点和功能，选择安全合适的鞋。

1. 安全的鞋

（1）鞋底：鞋底稳定性高并且防滑性能好；鞋底中间厚度足以隔绝地面的不平坦；鞋底具有稳固的鞋后缘。

（2）鞋跟：避免选择高跟鞋。鞋跟需要具有较广阔的鞋跟面积。

（3）鞋身：鞋帮高度合适，鞋身柔韧且具有弹性。

（4）鞋头：选择透气，宽阔，并能保护足趾及使其自由伸展的圆头鞋。

（5）大小：选择尺码合适的鞋；鞋身要够长，脚趾头不能碰触到鞋头。

（6）鞋带：走路时鞋带（或粘贴带）可以稳固包住脚背的鞋。但为了增加穿脱的方便性，老年人可避免选择需要绑带的鞋。

（7）材质：鞋的材质柔软，保暖性透气性好。

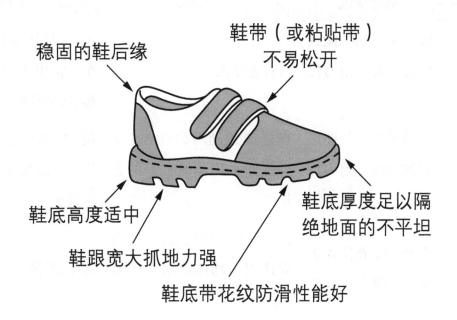

稳固的鞋后缘

鞋带（或粘贴带）不易松开

鞋底高度适中

鞋跟宽大抓地力强

鞋底厚度足以隔绝地面的不平坦

鞋底带花纹防滑性能好

2. 这样的鞋不要穿

（1）鞋底：过于光滑，在潮湿的地面上容易滑倒。

（2）鞋跟：过高或过窄的鞋跟都会使走路不稳，易使脚踝拉伤。

（3）鞋身和长度：松动的鞋后缘会使脚滑动，不易保持身体稳定。

（4）大小：过大或过小的鞋都会使走路不适。

五、耐力锻炼

适合老年人提高体能的耐力性运动

分组	运动描述	适宜人群	运动类型（举例）
A	需要最少的技能或体能进行的耐力性运动	所有老年人	步行、休闲骑自行车、水中有氧体操、慢速舞蹈
B	需要最少的技能进行的高强度耐力性运动	有规律运动习惯和/或至少达到平均体能水平的老年人	慢跑、划船、有氧体操、爬楼梯、快速舞蹈
C	需要一定技能才能进行的耐力性运动	具备某些运动技能和/或至少达到平均体能水平的老年人	游泳、滑冰
D	娱乐性耐力运动	有规律运动习惯并达到平均体能水平的老年人	持拍运动

六、学习运动锻炼方法

防跌倒运动锻炼方法：①健步走，②蹬踏训练。

具体锻炼方法和注意事项见本书附录 3 防跌倒运动锻炼方法部分第 118 页至 123 页内容。

七、行动计划与活动评价

[我的行动计划]

一周行动计划

时间：＿＿＿ 年 ＿ 月 ＿ 日（星期 ＿ ） 至 ＿＿＿ 年 ＿ 月 ＿ 日（星期 ＿ ）

分类	行动内容 （做什么）	行动强度 （做多少）	行动时间 （什么时间做）	行动频次 （每周做几天）	完成信心 （0～10分）	完成情况 记录

注：完成情况可分为：完成、部分完成、未能完成、超额完成、改为另一个计划等几种情况，请如实记录。

【评价】

您对本次课程的总体评价

□非常好　　□很好　　□一般　　□不太好　　□很差

您对今天自己表现的总体评价

□非常好　　□很好　　□一般　　□不太好　　□很差

【我的收获和感受】

本次课程我的主要收获（画√或者写下您的收获或感受）：

□ 对讲课的社区工作人员更熟悉了

□ 与一起参加课程的社区朋友更熟悉

□ 了解了更多的预防跌倒知识

□ 知道了通过使用辅具可以降低跌倒风险

□ 了解了一些常见的防跌倒辅具

□ 了解如何选择和使用拐杖

□ 了解了购买和选择眼镜要注意哪些事项

□ 知道了穿什么样的鞋更安全

□ 简单复习了学过的运动锻炼方法

□ 学会了几个运动锻炼方法

□ 制订了一个一周行动计划

随便写写

本次课程您的收获、感受，发生的趣事……

合理用药防跌倒

活动时间：_____年____月____日

活动地点：_____

教　　师：_____

课程目的　★ 了解与跌倒相关药物和老年人管理用药的原则
　　　　　★ 了解如何应对害怕跌倒心理
　　　　　　复习学过的锻炼方法
　　　　　　制订一周行动计划

课程安排　　活动1　开场和回顾
　　　　　　活动2　分享上周行动计划完成情况
　　　　　★活动3　学习药物使用与跌倒相关知识
　　　　　★活动4　学习应对害怕跌倒心理的方法
　　　　　★活动5　复习学过的运动锻炼方法
　　　　　　活动6　制订一周行动计划
　　　　　　活动7　总结

标有★的活动是本次课程的重点内容。

【分享上周行动计划完成情况】

如在完成行动计划时遇到问题，可以考虑用下列方法解决问题：

（1）认清问题所在（这是最困难和最重要的一步，有时自己主观认为的问题并不一定是真正的问题）。

（2）列出可以解决问题的方法。

（3）尝试一个方法。

（4）评估已尝试的方法的效果。

（5）如果上一个方法无效，改用另一个方法，并再次评估其效果。

（6）利用其他资源，如果尝试几个方法后问题还未解决，可请教专业人员、家人、朋友帮助，并回到第三步。

（7）接受有些问题短时间内无法解决的现实，等待时机日后解决。

【重要知识】

一、药物与跌倒的关系

有些药物本身就能增加老年人跌倒的风险，有些药物的副作用可能导致老年人跌倒，还有些情况是多种药物相互作用导致老年人跌倒的发生。总之，服药后，药物可能会对人的神志、视觉、步态、平衡方面产生影响，导致跌倒发生可能性增加。

常见能增加跌倒风险的药物：

（1）作用于中枢神经系统的药物：镇静催眠药物、抗精神病药物、抗抑郁药物、抗癫痫药物、拟多巴胺药物等。

（2）作用于心血管的药物：降压药物、Ia 类抗心律失常药物等。

（3）激素及有关药物：降糖药物等。

（4）影响变态反应和免疫功能的药物：抗组胺药物等。

（5）作用于泌尿系统及生殖系统的药物：利尿剂等。

（6）作用于消化系统的药物：胃肠解痉药物、泻药等。

（7）抗感染药物：氨基糖苷类抗菌药物、喹诺酮类抗菌药物等。

此外，还应注意：同时服用四种以上的药物跌倒的风险更大。

二、合理用药，预防跌倒

1. 应对原则

用药应遵医嘱。预防老年人跌倒，应在基础疾病能够控制的前提下，在医生指导下减少药物使用的种类和剂量。

2. 处理方法

（1）主动请临床医生检查自己使用的所有药物（处方药、非处方药等），请专业人员帮助自己确定药物副作用和相互作用是否会增加跌倒风险。

（2）请临床医生帮助自己减少用药种类和数量。

（3）不随意乱用药，不自行改变用药剂量、用药频次。

（4）不同时使用多种药物。

（5）了解所使用药物的副作用，用药后动作宜缓慢，减少不必要的活动，以预防跌倒的发生。

三、害怕跌倒心理

1. 害怕跌倒

有些老年人害怕跌倒。特别是那些曾经发生过跌倒的老年人，对跌倒产生一种担心，甚至恐惧，他们担心自己会跌倒。每个人担心或害怕跌倒的原因有所不同，通常会由于下列原因：

（1）跌倒造成的痛苦。

（2）跌倒后治疗所产生的花费。

（3）被别人嘲笑或看不起。

（4）认为跌倒是自己衰老的表现。

（5）认为跌倒后给家人添麻烦。

（6）跌倒后去治疗会影响目前生活。

（7）跌倒后可能要离开自己居住的家，到养老机构或亲属家居住。

（8）其他。

2. 害怕跌倒造成的恶性循环

有些老年人害怕跌倒，但他们不是通过科学的方法预防跌倒，而是通过减少和限制自身活动来"预防"跌倒。这样做

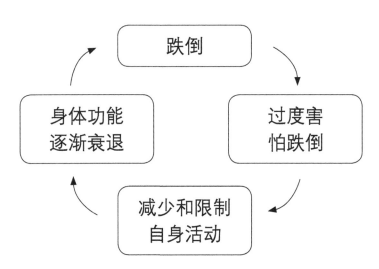

可能短时间内能减少跌倒发生的可能性，但其最大的坏处就是使本就处于衰退阶段的身体各种功能得不到锻炼，从而增加衰老的速度。人体平衡功能、肌肉力量、耐力、灵活性、反应能力等加速衰退后，功能变得更差，发生跌倒的风险反而更大，形成恶性循环。因此，这种因为害怕跌倒而限制自身体力活动的方法是不可取的。

四、应对害怕跌倒心理

1. 该不该害怕跌倒

对跌倒有所担心很正常，没有什么不对，也不完全是坏事，只有认识到跌倒的严重性和可能的危害才可能主动积极地去预防跌倒发生。但因为害怕跌倒就停止运动锻炼不是科学预防跌倒的方法。

2. 如果您身边有同龄人非常担心跌倒，如何劝劝他／她

害怕跌倒 可能的原因	与老年人沟通的内容参考
（1）跌倒造成的痛苦	受伤都会痛苦，避免这种痛苦最好的方法是通过科学的预防避免跌倒发生

续表

害怕跌倒 可能的原因	与老年人沟通的内容参考
(2)跌倒后治疗所产生的花费	受伤后看病产生医疗花费是很合理的,是必要支出。与尽快恢复身体健康相比,不值得为花一些钱而担心。减少医疗花费最好的方法是通过科学方法预防跌倒的发生
(3)被别人嘲笑或看不起	不必为此担心,无论儿童、青年还是老年人,都可能跌倒,没有人会因此嘲笑您或看不起您。如果身边真有这样的人,也不值得您把他 / 她放在心上
(4)认为跌倒是自己衰老的表现	跌倒是多种因素造成的。有时候,老年人某次跌倒的主要原因可能是身体衰老导致的身体功能下降,但衰老是自然规律,每个人都逃不掉。如果发生了跌倒,可以把它当作身体对自己的提醒:年龄大了,要接纳自己身体的变化,并主动顺应这些变化,调整日常行为习惯
(5)认为跌倒后给家人添麻烦	老年人跌倒后需要家人进行照顾,并不是给他们"添麻烦",而是他们应尽的义务。害怕给家人或他人添"麻烦"的想法体现了您对家人的爱。只有学习科学预防跌倒知识技能,降低跌倒发生可能性才是最正确的处理方法,也是最大程度减少"麻烦"家人的方法
(6)跌倒后去治疗影响目前生活	跌倒后如果受伤就必须进行一定程度的治疗和康复,或多或少会影响目前的生活。学习科学的预防跌倒知识技能,才是减少跌倒发生可能性的正确处理方法

害怕跌倒 可能的原因	与老年人沟通的内容参考
(7)跌倒后可能要离开自己居住的家,到养老机构或亲属家居住	如果跌倒后必须到养老机构或者亲属家居住,是为了保证您能得到更好的照顾,预防再次跌倒,让身体更健康。可能不如在自己家居住习惯或舒服,这就需要您慢慢调整心态和生活习惯,适应新的环境,避免这种情况发生最好的方法还是预防跌倒发生

3. 应对害怕跌倒心理

（1）主动积极学习和实践预防跌倒的方法：通过医疗卫生机构、社区、图书、报纸、网络等各种资源，咨询专业人士了解自己容易发生跌倒的原因和预防跌倒的方法，明确跌倒恐惧的危害，最终树立"跌倒是可以预防的"观念。

（2）适当运动，避免过度担心：与因害怕跌倒而限制自身活动相反，适当运动锻炼不但能改善平衡能力，预防跌倒，还能在一定程度上缓解害怕跌倒心理。

（3）积极调整心态：向专业人员、亲属、朋友说出自己对发生跌倒的担心，寻求相关的帮助。

五、复习学过的运动锻炼动作

复习学过的防跌倒运动锻炼方法。具体锻炼方法和注意事项见本书附录 3 防跌倒运动锻炼方法部分第 107 页至 123 页内容。

六、行动计划与活动评价

【我的行动计划】

一周行动计划

时间：_____ 年 _____ 月 _____ 日（星期 _____ ）至 _____ 年 _____ 月 _____ 日（星期 _____ ）

分类	行动内容（做什么）	行动强度（做多少）	行动时间（什么时间做）	行动频次（每周做几天）	完成信心（0～10分）	完成情况记录

注：完成情况可分为：完成、部分完成、未能完成、超额完成、改为另一个计划等几种情况，请如实记录。

【评价】

您对本次课程的总体评价

☐非常好　　☐很好　　☐一般　　☐不太好　　☐很差

您对今天自己表现的总体评价

☐非常好　　☐很好　　☐一般　　☐不太好　　☐很差

【我的收获和感受】

本次课程我的主要收获（画√或者写下您的收获或感受）：

☐ 对讲课的社区工作人员更熟悉了

☐ 与一起参加课程的社区朋友更熟悉

☐ 了解了更多的预防跌倒知识

☐ 知道了服用某些药物可能造成跌倒

☐ 知道了不良的用药习惯也会造成跌倒

☐ 了解了在医生指导下减少用药可降低跌倒风险

☐ 知道了跌倒后担心再次跌倒是很正常的心态

☐ 知道了减少正常身体活动是错误的防跌倒方法

☐ 认识到应对害怕跌倒心理最好的方法就是科学防跌倒

☐ 复习了所有学习过的运动锻炼方法

☐ 制订了一个一周行动计划

随便写写

本次课程您的收获、感受，发生的趣事……

总结

活动时间：_____年____月____日

活动地点：_____

教　　师：_____

课程目的　★了解常见跌倒相关日常行为习惯
　　　　　　复习所有知识点
　　　　　　复习所有运动锻炼方法

课程安排　　活动 1　开场和回顾
　　　　　　活动 2　分享上周行动计划完成情况
　　　　　★活动 3　学习调整跌倒相关日常行为习惯知识
　　　　　　活动 4　复习跌倒预防知识技能
　　　　　　活动 5　复习学过的运动锻炼动作
　　　　　★活动 6　制订未来行动计划
　　　　　★活动 7　结业仪式和结业赠言
　　　　　★活动 8　总结和激励

标有★的活动是本次课程的重点内容。

【分享上周行动计划完成情况】

如在完成行动计划时遇到问题，可以考虑用下列方法解决问题：

（1）认清问题所在（这是最困难和最重要的一步，有时自己主观认为的问题并不一定是真正的问题）。

（2）列出可以解决问题的方法。

（3）尝试一个方法。

（4）评估已尝试的方法的效果。

（5）如果上一个方法无效，改用另一个方法，并再次评估其效果。

（6）利用其他资源，如果尝试几个方法后问题还未解决，可请教专业人员、家人、朋友帮助，并回到第三步。

（7）接受有些问题短时间内无法解决的现实，等待时机日后解决。

【重要知识】

一、跌倒相关日常行为习惯

1. 穿着不合适

✦ 穿着不合适的衣物。

✦ 鞋不合适，不防滑。

2. 行为动作过快

✦ 着急接电话、上卫生间、赶车、上楼、做饭、接孩子、去排队等。

✦ 起床、起身速度太快。

✦ 起夜，着急去卫生间。

3. 出行不安全行为

✦ 上下楼、上下坡劳累，走坡度大的台阶或斜坡。

✦ 车辆没有停稳，就上下车。

✦ 选择的路线中存在道路湿滑、崎岖不平、有障碍物等问题。

✦ 长时间行走，造成了劳累。

4. 未使用辅助工具

✦ 平衡功能不好、身体活动不灵活，但拒绝使用拐杖等辅助工具。

✦ 拿重物行走，未使用拉车。

✦ 夜晚出行，或在光线较暗处行走时未使用手电筒 /
手机照明。

5. **其他行为**

✦ 不服老，仍然从事打篮球、踢足球等较剧烈的运动。

✦ 有登高取物、换灯泡等行为。

二、预防跌倒，调整日常行为习惯

1. 穿着要合身

（1）挑选合身的衣物和鞋。

（2）日常穿衣时要大小合适、松紧适度。裤腿长度以
到脚踝为宜，裤腿角要利索。避免穿着弹力裤影响下肢血
液循环。

（3）外出运动时，正确选择运动穿着。

（4）老年人要穿大小合适、低跟、鞋底防滑的鞋。

2. 减速慢行

（1）转身、转头时动作要慢。不着急接电话、过马
路、赶公交车等。

（2）放慢起身、起床的速度（三个半分钟原则）。

（3）避免睡前饮水过多以致夜间多次起夜。

3. 注意出行安全

（1）走路保持步态平稳，尽量慢走，避免携带沉重物品。

（2）避免走过陡的楼梯或台阶，上下楼梯、如厕时尽可能使用扶手。

（3）使用交通工具时，应等车辆停稳后再上下。

（4）避免去人多及湿滑的地方。

（5）避免在他人看不到的地方独自活动。

4. 主动使用辅助工具

（1）主动使用拐杖等助行工具。

（2）有视、听及其他感知障碍的老年人应使用适老助视器、助听器及其他补偿设备。

（3）需取重物时使用购物车、便携拉车。

起床三个半分钟

- ✦ 睡觉醒来不要马上起身，在床上躺半分钟到完全清醒。
- ✦ 坐起后在床上坐半分钟。
- ✦ 两腿垂下在床沿上等半分钟。

（4）夜晚出行，或在光线较暗处行走时使用手电筒 /
手机照明。

（5）晚上床旁尽量放置小便器。

调整行为习惯防跌倒的要点：

日常生活行为有千千万万，预防跌倒发生的关键有
两点：

第一，能正确认识衰老，要"服老"，改变行为生活
方式，减少跌倒危险行为、使用辅助工具，这些都是能正
确、科学面对衰老，积极预防跌倒的表现。

第二，要有意放慢速度，很多跌倒都是发生在老年人
着急做某件事情的过程中。主动调整行为习惯，放慢速
度，主动休息，预防跌倒。

从小处做起，您拥有的健康习惯越多，发生跌倒的可
能性就越小。

三、复习学过的运动锻炼动作

复习学过的防跌倒运动锻炼方法。具体锻炼方法和注
意事项见本书附录 3 防跌倒运动锻炼方法部分第 107 页至
123 页内容。

四、行动计划与活动评价

【我的行动计划】

未来预防跌倒的行动计划

时间： 今天 至 未来50年

行动内容 （做什么）	行动强度 （做多少）	行动时间 （什么时间做）	行动频次 （每周做几天）	完成信心 （0～10分）

✦ 我的行动计划：实践学到的跌倒预防知识和技能

✦ 知识：经常复习学过的防跌倒知识

✦ 意识：日常生活中保持防跌倒安全意识

✦ 技能：经常进行平衡、力量和耐力锻炼

✦ 信念：不跌倒，我能行

【评价】

您对本次课程的总体评价

□非常好　　　□很好　　　□一般　　　□不太好　　　□很差

您对今天自己表现的总体评价

□非常好　　　□很好　　　□一般　　　□不太好　　　□很差

【我的收获和感受】

本次课程我的主要收获（画√或者写下您的收获或感受）：

□ 对讲课的社区工作人员更熟悉了

□ 与一起参加课程的社区朋友更熟悉

□ 了解了更多的预防跌倒知识

□ 知道了常见导致跌倒的危险行为

□ 意识到预防跌倒需要改变一些行为习惯

□ 知道了做动作时慢一点就能降低跌倒风险

□ 知道了要"服老"，不能再做有跌倒风险的行为和动作

□ 简单复习了学过的所有知识

□ 复习了所有学习过的运动锻炼方法

□ 获得了本次课程的上课证书

随便写写

本次课程您的收获、感受，发生的趣事……

【团队合影】

本页供粘贴
课程学员合影

附 录

　预防老年人跌倒健康教育核心信息

预防老年人跌倒健康教育核心信息

国家卫生健康委疾病预防控制局

中国疾病预防控制中心慢性非传染性疾病预防控制中心

2021 年 10 月

一、核心信息

1. 跌倒是老年人最常见的伤害，严重影响老年人的健康和生活质量。

2. 跌倒的发生与老年人的身体功能、健康状况、行为和环境等多方面因素有关。

3. 跌倒是可以预防的，要提高预防老年人跌倒的意识。

4. 正确认识和适应衰老，主动调整日常行为习惯。

5. 加强平衡能力、肌肉力量、耐力锻炼有助于降低老年人跌倒风险。

6. 穿合身的衣裤，穿低跟、防滑、合脚的鞋有助于预防跌倒发生。

7. 科学选择和使用适老辅助器具，主动使用手杖。

8. 老年人外出时，养成安全出行习惯。

9. 进行家居环境适老化改造，减少环境中的跌倒危险因素。

10. 防治骨质疏松，降低跌倒后骨折风险。

11. 遵医嘱用药，关注药物导致跌倒风险。

12. 老年人跌倒后，不要慌张，要积极自救。

13. 救助跌倒老年人时，先判断伤情，再提供科学帮助。

14. 照护者要帮助老年人建立防跌倒习惯，打造安全家居环境。

15. 关爱老年人，全社会共同参与老年人跌倒预防。

二、释义

1. 跌倒是老年人最常见的伤害，严重影响老年人的健康和生活质量

跌倒在老年人群中发生率较高，是老年人最常见的伤害。跌倒是我国 65 岁及以上老年人因伤害死亡的首位原因，是导致老年人创伤性骨折的第一位原因，也是老年人因伤到医疗机构就诊的首要原因。

跌倒可造成老年人骨折、头部损伤等，严重影响老年人身心健康水平和生活质量，给老年人及其家人造成痛苦，增加照护负担。随着老年人年龄增长，跌倒的发生、因跌倒受伤和死亡的风险均有所增加，年龄越大的老年人越应该重视预防跌倒。

2. 跌倒的发生与老年人的身体功能、健康状况、行为和环境等多方面因素有关

跌倒的发生通常不是单一因素作用的结果，与老年人身体功能、健康状况、行为习惯、药物使用、穿着、周围环境等多方面因素有关。

衰老可导致身体平衡能力下降、肌肉力量变弱等功能改变，是增加老年人跌倒风险的重要生理性因素。

穿鞋底不防滑、鞋跟较高的鞋，不合身的衣裤，行为动作过快，进行不适合身体条件的运动等行为会增加跌倒的风险。

地面湿滑、不平、有障碍物，照明不足，起身时缺乏支撑物，家具过高、过低或摆放不合适等，是导致老年人跌倒的常见环境因素。

神经系统疾病、心血管疾病、眼部疾病、骨骼关节疾病、足部疾患、认知障碍等疾患，作用于中枢神经系统、心血管系统等系统的药物，同时服用多种药物会增加跌倒风险。

3. 跌倒是可以预防的，要提高预防老年人跌倒的意识

老年人跌倒有其自身的规律和影响因素，通过采取科学的预防措施，可减少老年人跌倒风险，降低跌倒后损伤的严重程度。

应重视跌倒预防，提升预防跌倒意识，主动学习预防跌倒知识，掌握基本的防跌倒技能，养成防跌倒行为习惯。

有过跌倒经历的老年人再次跌倒的风险较大，应更加重视跌倒预防。

4. 正确认识和适应衰老，主动调整日常行为习惯

衰老是正常的生理过程，可导致人体生理功能和形态发生改变，这既是每个人都会经历的普遍规律，也存在一定的个体差异。

老年人应以积极心态接受和逐渐适应这一自然过程，根据身体情况主动调整行为习惯。日常生活中放慢速度，

不要着急转身、站起、开房门、接电话、去卫生间等；行动能力下降者应主动使用辅助器具；不站立穿裤，不登高取物，不进行剧烈的运动。

5. 加强平衡能力、肌肉力量、耐力锻炼有助于降低老年人跌倒风险

运动能降低和延缓衰老对身体功能的影响，有助于降低老年人跌倒风险。太极拳、八段锦、五禽戏、瑜伽、健身舞等运动可较为全面地锻炼各项身体功能。锻炼身体平衡能力可以做单脚站立、身体摆动"不倒翁"练习，足跟对足尖"一字走"、侧向行走、跨步练习、平衡锻炼操等；特别要加强对下肢肌肉力量的锻炼，可以通过提踵、直腿后抬等方法进行锻炼；耐力可以通过健步走、健身舞等有氧运动得到锻炼。

老年人应科学选择适合自身的运动形式和强度，遵循量力而行、循序渐进原则，养成规律运动的习惯。运动时注意安全，运动前先热身，运动后做放松练习，身体不适时不要勉强坚持运动，恶劣天气时减少室外活动。

对跌倒有所担心是一种正常的心理状态，不要因为过度害怕跌倒而停止运动。停止运动可使本就处于衰老阶段的身体功能加速衰退，进一步增加跌倒风险。

6. 穿合身的衣裤，穿低跟、防滑、合脚的鞋有助于预防跌倒发生

老年人应穿合身衣裤，不穿过长、过紧或过宽松的衣裤，以衣裤可以保暖又不影响身体活动为宜。运动时穿适合运动的衣裤和鞋。

穿合适、安全的鞋对于保持身体稳定性有十分重要的作用，老年人在挑选鞋时应更多考虑其安全性。鞋底要纹路清晰、防滑，有一定厚度，硬度适中，能起到一定支撑作用。鞋跟不宜太高。鞋面的材质应柔软，有较好的保暖性和透气性。鞋的固定以搭扣式为好，如为系带式，应注意系好，使其不易松开。鞋的足弓部位略微增厚，可在走路时起到一定支撑和缓冲作用。鞋的大小应合适，以脚趾与鞋头间略有空隙为宜。

7. 科学选择和使用适老辅助器具，主动使用手杖

老年人应在专业人员指导下，选择和使用适合自己的辅助工具。常用适老辅助器具包括：手杖、助行器、轮椅、扶手、适老坐便器、适老洗浴椅、适老功能护理床、视力补偿设施和助听器等。

手杖可发挥辅助支撑行走的作用，是简便有效的防跌倒工具。老年人行动能力有所下降时，要主动使用手杖。

选择手杖时老年人应亲自试用，重点关注手杖的手柄、材质、长度和底端。手柄应为弯头，大小合适、容易用力。手杖杆应结实耐用，无变形、不易弯曲。手杖过长或过短都不利于预防跌倒，其长度以使用者穿鞋自然站立，两手自然下垂时，手腕横纹到地面的距离为宜。手杖底端应配有防滑橡胶垫，并定期更换。

8. 老年人外出时，养成安全出行习惯

增强防跌倒意识，不要有侥幸心理，注意观察室外环境、公共场所中的跌倒危险因素。出行时注意地面是否湿滑，有无坑洼不平、台阶、坡道、障碍物，尽量选择无障碍、不湿滑、光线好的路线。

上下台阶、起身、乘坐交通工具、自动扶梯时站稳扶好，放慢速度，避免"忙中出错"。在运动、出行过程中，根据身体条件，主动休息，避免因体力下降增加跌倒风险。

出门前关注天气预报，减少雨雪、大风等恶劣天气外出活动。外出时随身携带应急联系卡片、手机。夜晚尽量减少出行，如出行要携带照明工具。

9. 进行家居环境适老化改造，减少环境中的跌倒危险因素

家中是老年人跌倒发生较多的场所，适老化的家居环

境有助于预防老年人跌倒。

地面选用防滑材质，保持地面干燥；卫生间、厨房等易湿滑的区域可使用防滑垫；去除门槛、家具滑轨等室内地面高度差。

室内照度合适，过暗或过亮均不利于预防跌倒。不使用裸露灯泡或灯管，采用多光源照明。避免大面积使用反光材料，减少眩光。灯具开关位置应方便使用，避免因灯具开关位置不合理导致跌倒，可使用遥控开关、感应开关。

摆放座凳，方便老年人换鞋和穿衣。床旁设置床头柜，减少老年人起床取物次数。常用物品放于老年人伸手可及之处，以避免借助凳子或梯子取物。床、坐具不要过软，高度合适。家具摆放和空间布局合理，保持室内通道便捷、畅通无障碍。

淋浴间、坐便器、楼梯、床、椅等位置安装扶手。

10. 防治骨质疏松，降低跌倒后骨折风险

骨质疏松是老年人常见的一种全身性骨骼疾病，会增加跌倒后骨折的风险。

老年人应均衡饮食，选择适量蛋白质、富含钙、低盐的食物，如奶制品、豆制品、坚果、蛋类、瘦肉等；避免

吸烟、酗酒，慎用影响骨代谢的药物。

天气条件允许时，每天至少 20 分钟日照。

体育锻炼对于防治骨质疏松具有积极作用，提倡中速步行、慢跑等户外运动形式；适当负重运动可以让身体获得及保持最大的骨强度。

老年人应定期进行骨质疏松风险评估、骨密度检测，及早发现骨质疏松。

一旦确诊骨质疏松，应在医务人员指导下规范、积极治疗，并重视预防跌倒。

11. 遵医嘱用药，关注药物导致跌倒风险

服用影响神志、精神、视觉、步态、平衡等功能的药物，同时服用多种药物可能增加老年人发生跌倒的风险。

就诊开药前，老年人要向医生说明正在服用的药物；如果医生开了新药物，要咨询新药物是否会增加跌倒风险。

遵医嘱用药，不要随意增减药物；避免重复用药；了解药物的副作用；使用了作用于中枢神经系统、心血管系统等系统的药物后，动作宜缓慢，预防跌倒。

12. 老年人跌倒后，不要慌张，要积极自救

如果老年人跌倒，首先要保持冷静，不要慌张。不要

着急起身，先自行判断有无受伤，受伤部位、程度，能否自行站起等。

经尝试后，如自己无法起身，不要强行站起；可以通过大声呼喊，打电话，敲打房门、地板、管道等物品发出声音求助，但要注意保持体力。在等待救助期间，可用垫子、衣物、床单等保暖。

如伤势不重，自我判断可以自己站起，首先应将身体变为俯卧位，利用身边的支撑物慢慢起身，不要盲目突然站起，以免加重伤情。起身后先休息片刻，部分恢复体力后再寻求救援或治疗。

无论跌倒后受伤与否，都应告知家人和医务人员，并根据情况进行进一步检查。

13. 救助跌倒老年人时，先判断伤情，再提供科学帮助

发现老年人跌倒，施救者首先要确定周围环境的安全，在确保老年人和救助者安全的前提下进行救助。

救助时首先判断老年人的意识、呼吸、有无骨折、大出血等伤情，避免因盲目扶起伤者而加重损伤。不能猛烈晃动伤者，注意给老年人保暖。

受伤的老年人如意识不清、伤情严重，请立即帮助拨

打急救电话；如老年人意识清醒，可给予安抚、宽慰等心理支持。

如果施救者具备一定的急救技能，可以对受伤老年人进行初步救治。如果不具备急救技能，可寻求他人救助，提供力所能及的帮助。

14. 照护者要帮助老年人建立防跌倒习惯，打造安全家居环境

老年人的家人、照护者应主动学习预防跌倒的知识技能，并积极与老年人分享。

了解老年人的患病和用药情况，鼓励和陪伴老年人到医疗卫生机构评估跌倒风险。

对有跌倒史、行动能力下降、患有跌倒相关疾患等跌倒高风险的老年人，加强防跌倒的照护。

多与老年人沟通交流，帮助老年人正确认识并积极应对衰老，鼓励老年人科学运动，帮助老年人养成防跌倒行为习惯。

为有需要的老年人提供手杖、防滑垫、适老坐便器、适老洗浴椅等辅助工具。

对环境进行适老化改造，为老年人打造安全居家环境。

15. 关爱老年人，全社会共同参与老年人跌倒预防

跌倒可能威胁每个老年人的健康，预防跌倒关乎每个有老年人的家庭，涉及所有老年人生活场所，需要全社会共同参与。

全社会都要关爱老年人，关注老年人跌倒，广泛开展预防老年人跌倒宣传教育，全面提升预防老年人跌倒健康素养，进行适老环境建设，共建预防老年人跌倒的支持性环境。

附录 2　运动锻炼基础知识

老年人参加体育活动的基本原则

1. 安全性原则

老年人运动锻炼首先要考虑安全性问题。避免危险动作，运动强度和动作幅度不能太大，动作要简单。运动遵医嘱。注意运动环境安全。

2. 全面性原则

人体是个整体，尽量选择多种运动项目，能活动全身多个部位。

3. 适度性原则

根据自身生理特点和健康状况选择适当的运动锻炼形式、强度、时间、频次。每周 3 ~ 5 次，最好每天坚持；条件允许时，每天户外活动时间至少 30 分钟，最好 1 小时。

锻炼时量力而行，循序渐进，运动强度以微微出汗，自我感觉舒适为度。

锻炼平衡功能的原则

1. 主动参与

老年人主动参与，集中注意力，是保证锻炼效果的重要前提。

2. 安全原则

安全第一是开展运动锻炼最重要的原则。锻炼前，先评估老年人平衡功能水平，再选择与老年人平衡功能水平相当的训练，从较低水平开始训练，逐渐从简单向复杂过渡。

训练环境中应去除障碍物，使用稳定的设备、设施（如桌椅、毯子等），加强安全教育，保持安全意识，特别注意穿着合适的衣服和鞋（衣裤长短、大小合适；穿软底、平跟、合脚的鞋）。

3. 循序渐进

（1）支撑面积由大到小

从最稳定的体位逐步过渡到最不稳定的体位。

锻炼顺序：①卧位→跪位→坐位→站立位→行走；②使用辅助器具→减少辅助器具的使用→不使用辅助器具。

（2）从静态平衡到动态平衡

首先锻炼静态平衡功能，即能独自坐或独自站立，当具有良好的静态平衡功能之后，再进行动态平衡锻炼。

锻炼顺序：静态平衡→动态平衡。

（3）从睁眼到闭眼

视觉对平衡功能有补偿作用，因而开始训练时可在睁眼状态下进行，当平衡功能改善后，可在闭眼状态下进行增加训练难度。

锻炼顺序：有视觉反馈→减少视觉反馈→无视觉反馈。

（4）逐渐增加训练的复杂性

逐渐增加上肢、下肢和躯干的动作，增加头颈和躯干动作可以改善前庭功能。

锻炼顺序：床、椅、地面等稳定的支撑面——软垫、平衡垫、瑜伽球等活动的支撑面。

4. 及时调整

训练方案实施后，还要根据老年人的实际情况，定期评定，了解训练是否合适有效。根据评定的结果，及时调整训练方案（如内容，时间，难易程度等），然后再次实施，再次评定，再次调整，如此循环，直至训练方案结束。

锻炼下肢力量的注意事项

1. 运动过程中请穿合适的衣服鞋袜，裤腿不宜过长。

2. 运动强度与运动量须因人而异。

✦ 对于身体功能良好的老年人，可在此动作的基础上进阶训练（增加难度），例如利用弹力带进行适度抗阻训练，也可适度增加运动组数或次数来增加运动量。

✦ 对患有冠心病、高血压等心脑血管疾病的老年人，建议在此基本动作上选择退阶或辅助训练（降低难度），例如坐立位完成脚跟脚尖提起运动、俯卧位完成向后抬腿运动。

3. 运动须循序渐进，逐渐调整运动难度系数、运动量、运动强度和运动时间，切勿"咬牙坚持"或"挑战极限"。对于平衡功能较差的老年人，须从卧位或坐位开始，以防跌倒。

4. 运动过程中若出现胸闷心悸、肢体疼痛等其他不适症状时，应立即暂停运动，严重者须及时就医。

适合老年人提高体能的耐力性运动

分组	运动描述	适宜人群	运动类型（举例）
A	需要最少的技能或体能进行的耐力性运动	所有老年人	步行、休闲骑自行车、水中有氧体操、慢速舞蹈
B	需要最少的技能进行的高强度耐力性运动	有规律运动习惯和 / 或至少达到平均体能水平的老年人	慢跑、划船、有氧体操、爬楼梯、快速舞蹈
C	需要一定技能才能进行的耐力性运动	具备某些运动技能和 / 或至少达到平均体能水平的老年人	游泳、滑冰
D	娱乐性耐力运动	有规律运动习惯并达到平均体能水平的老年人	持拍运动

附录 3　　防跌倒运动锻炼方法

锻炼方法 1：坐位重心转移

1. 左右转移

（1）训练目的：左右方向的重心转移，锻炼关节和肌肉协调，使身体保持动态平衡。

（2）动作要领：坐在椅子上，双手抓住椅子边缘，双脚稍宽于肩部，引导上半身向右倾斜，同时保持两只脚与地板接触，复位；再向左重复以上步骤。重复 10 次。

（3）注意事项：老年人向一侧倾斜时应逐渐增加范围和距离，不要用力过猛而失去控制导致跌倒。

2. 前后转移

（1）训练目的：前后方向的重心转移，锻炼关节和肌肉协调，使身体保持动态平衡。

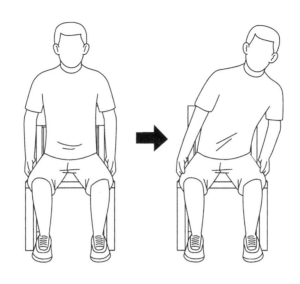

（2）动作要领：坐在椅子上，双手抓住椅子边缘，双脚与肩同宽，引导上半身向前倾斜，同时保持两只脚与地板接触，复位；再向后仰重复以上步骤。重复 10 次。

（3）注意事项：老年人向前、后侧倾斜时应逐渐增加范围和距离，不要用力过猛而失去控制导致跌倒。

锻炼方法 2：单腿站立

1. 训练目的

改善站立平衡功能，降低跌倒风险。

2. 动作要领

✦ 有支撑物辅助时，老年人两眼平视前方，一手扶住支撑物（墙、桌、椅背等），另一只手叉腰，一腿支撑，一腿抬起呈屈髋屈膝90°，单腿站立保持平衡10秒；换另一条腿。重复以上步骤。

✦ 无支撑物辅助时，老年人两眼平视前方，双手叉腰，其他内容要求同上。

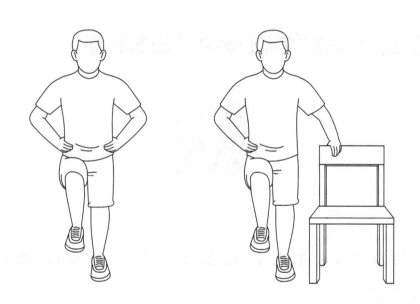

3. 难度进阶

单腿站立时间可逐渐增加，上限为30秒。

从睁眼单腿站立，增加难度到闭眼单腿站立。应注意闭眼单腿站立训练需要有人在旁保护协助，以免出现跌倒。可进行单腿站立姿势下的双人抛接球（网球、筋膜球等有弹性的球）训练，以增加趣味性，可以从不同角度向老年人抛球，并逐渐增加抛球距离和力度。

4. 注意事项

单腿站立训练要注重动作质量，出现以下情况则应进行纠正或终止训练：身体倾斜超过 45°；出现单侧骨盆下降或抬高；站立腿移动；抬腿侧下肢触地；闭眼训练中突然睁眼。

锻炼方法 3：站立位重心转移（左右转移）

1. 训练目的

左右方向重心转移，锻炼关节和肌肉协调，使身体保持动态平衡。

2. 动作要领

双臂侧平举，双脚稍宽于肩部，引导上半身向右倾斜，右腿呈侧弓步下蹲，同时保持两只脚与地板接触，复位；再向左重复以上步骤。重复 10 次。

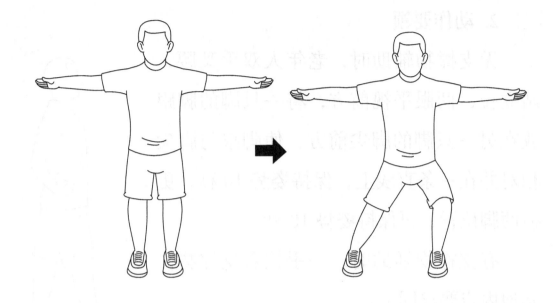

3. 注意事项

老年人向一侧倾斜时应逐渐增加范围和距离，不要用力过猛而失去控制导致跌倒；屈膝弓步下蹲时要保持下肢力线良好，膝关节与脚尖在一条线上。

锻炼方法4：脚尖-脚跟站立

视频4

1. 训练目的
改善站立平衡功能，降低跌倒风险。

2. 动作要领

无支撑物辅助时，老年人双手叉腰，站立位，两眼平视前方，将一只脚的脚跟放在另一只脚的脚尖前方，使脚跟与脚尖相对并在一条直线上，保持姿势 10 秒，更换两脚位置，再保持姿势 10 秒。

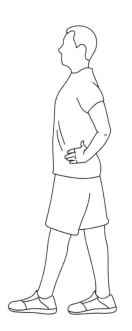

有支撑物辅助时，一手扶着支撑物，其他内容要求同上。

3. 注意事项

当老年人不能完成标准的脚尖 - 脚跟站立姿势时，可以双脚一脚在前一脚在后站立，但不必脚尖与脚跟在一条直线上，双脚开立，通过增加支撑面积以降低难度。

难度进阶：站立时间可逐渐增加，上限为 30 秒。

可进行脚尖 - 脚跟站立姿势下的双人抛接球（网球等有弹性的球）训练，以增加趣味性，可以从不同角度向老年人抛球，并逐渐增加抛球距离和力度。

闭眼脚尖 - 脚跟站立训练需要有人在旁保护协助，以免出现跌倒。

锻炼方法 5：抬腿运动（前、后、外三个方向）

1. 动作要领

站立位，手扶墙面或椅背，一侧腿支撑，另一侧腿向不同方向抬起，维持 10 秒，缓慢放下，换另一侧腿重复相同动作。

（1）向前抬腿：抬起腿屈膝向前向上抬起，类似踏步动作，尽量使大腿与地面平行；

（2）向后抬腿：抬起腿直膝向后抬起，尽量抬高；

（3）向外抬腿：抬起腿直膝向外侧抬起，尽量抬高。

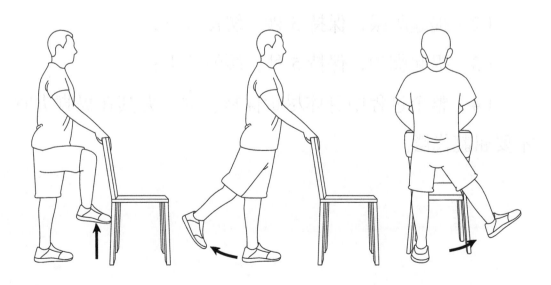

2. 练习方案

训练组次：左右侧各练习 8～10 次，完成 3 个方向的练习为 1 组，练习 3 组；

间歇时间：每个方向练习之间休息 1 分钟，每组间休息 3 分钟；

训练频次：2～3 次 / 周。

锻炼方法 6：脚跟脚尖提起

1. 动作要领

（1）站立位，双腿分开与肩同宽，手扶墙面或椅背；

（2）提起脚跟，保持 5 秒，缓慢放下；

（3）提起脚尖，保持 5 秒，缓慢放下；

（4）整个过程中身体尽量保持直立，尤其在提脚尖时不要屈髋代偿。

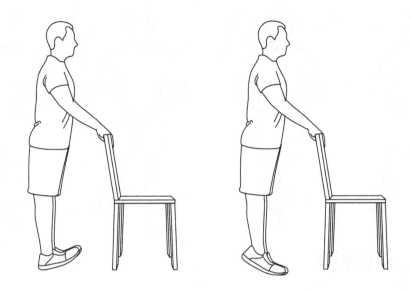

2. 练习方案

训练组次：每组 8 ~ 10 次，共 3 组；

间歇时间：组间间歇 1 分钟；

训练频次：2 ~ 3 次 / 周。

锻炼方法 7：侧向走

1. 训练目的

锻炼本体感觉、灵活性和协调性。

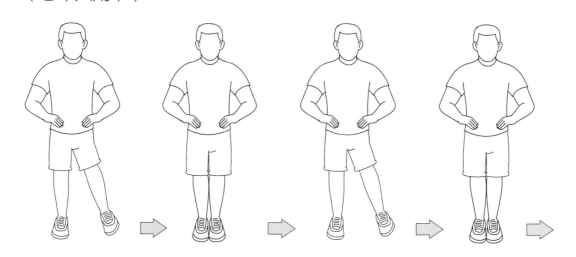

2. 动作要领

站立位，两手自然放于腰部，向右方侧步走，后向左方侧步走，如此反复。

3. 注意事项

可以在地上画一条直线作为引导。

步行途中可以增加台阶、平衡垫等障碍物，绕过或跨过以增加难度。

锻炼方法 8：坐 - 立 - 坐练习

1. 训练目的

锻炼老年人从坐位到立位再到坐位的动态平衡控制能

力，锻炼下肢肌肉力量。

2. 动作要领

坐在稳定的椅子上，双脚与肩同宽平放于地面，双膝与脚尖方向一致，大腿与地面平行，小腿与地面垂直，手放膝上或椅子上。

初始动作准备好后开始起立。躯干前倾至鼻子与脚尖在同一垂直线上时，臀部发力向上推起，当感觉臀部抬离椅面后，双脚踩实地面，下肢发力向前上方移动，随后直立躯干，完成坐位到立位。

回到坐位，躯干前倾，臀部后移，做出"鞠躬"动作，通过下蹲慢慢将臀部降低到椅子上，然后躯干直立回到坐姿。重复 10 次。

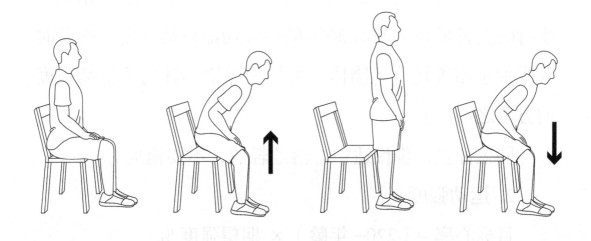

3. 注意事项

强调臀肌发力，核心保持稳定。

根据具体情况降低凳子的高度，高度越低，难度越大。

当下肢力量较差时，可以手扶辅助，双手助力进行训练，当力量改善后，可以双手交叉置于胸前以增加难度。

锻炼方法 9：健步走

1. 动作要领

腰背挺直、抬头挺胸，视线望向前方 15 ～ 20 米。

自然摆臂，肩膀放松。（研究显示，与不摆臂相比，步行时摆臂最高可增加 30% 的心肺功能负荷强度；摆臂时双手握水瓶等轻重量物体，可作为递增心肺功能负荷强度的方法之一。）

膝盖伸直，步伐适中。落地轻盈，不要拖地。

2. 运动强度

目标心率 ＝（220- 年龄）× 期望强度 %

参考强度：60 ～ 69 岁：65% ～ 75%；70 岁以上，60% ～

70%（可参考各年龄段健步走强度）。

步频 90 ~ 120 步 /min，步速 80 ~ 100m/min，争取达到预期的运动强度。

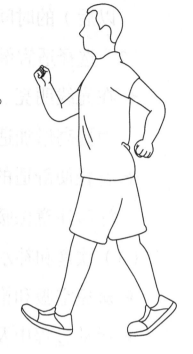

运动时间：1 小时左右。其中包括 10 分钟的准备活动、中间 40 分钟正常的运动过程和最后 10 分钟的整理放松。运动过程中可以适当休息，但至少保持目标心率 10 分钟以上。

步行强度和时间应随着运动能力的增加而逐渐增加。例如，起始阶段坚持 10 ~ 15 分钟，能力提高之后慢慢延长到 40 分钟。

锻炼时以安全为第一原则，锻炼时感觉不舒服或疲劳时，应停止运动或降低运动强度。

3. 注意事项与安全问题

（1）在适宜的气候、时间进行健步走

✦ 夏季选择凉快的时间，冬季选择气温较高的时间段进行锻炼。

✦ 较为理想的健步走时间是上午 9、10 点钟和下午 3、4 点钟。

✦ 不要在过早（天没亮或天刚刚亮时）或过晚（天黑

以后）的时间段运动。

（2）选择适宜健步走的户外环境及运动装备

✦ 在光线明亮、路面平整的区域进行健步走。随着能力提高增加适量上下坡的行走练习。

✦ 着轻便舒适的运动鞋，吸汗透气的衣服，秋冬季出汗后注意保暖。

（3）饮食和补水

✦ 避免空腹和饱腹的状态。

✦ 运动过程中及时补水，特别是天气炎热、运动时间长、运动强度偏大的时候，糖尿病患者尤其要注意补水。

✦ 补水量建议：运动前 250ml，运动中 500～1 000ml，运动后 250～500ml。

（4）强度调整

✦ 呼吸比平时急促，心跳的节律比平时加快，微微出汗，但是没有感觉上气不接下气，也不会大汗淋漓；同时在运动过程中可以和同伴交流，还有坚持下去的体力和精力，基本上为适宜强度（可以说话，但不能唱歌）。

✦ 如果出现异常不适感觉，如心慌气短、胸痛、头晕、眼花、面色苍白、走路不稳等情况，应及时停止运动，并及时就医，经医生诊断后调整方案再进行锻炼。

✦ 健步走过程中，感觉强度较低或实时心率达不到预期目标时，可以适当加快步速，增加行走过程中的上下坡度，或双手持矿泉水瓶、小哑铃等重物。

锻炼方法 10：蹬踏训练

1. 动作要领

正向蹬踏训练：面向台阶或踏板站立，脚尖朝向正前方，一侧全脚掌踏在台阶或踏板上，轻扶支撑物以保持身体平衡，前侧大腿和臀部发力，使后腿离地并抬起，然后再慢慢落回地面，随后前腿也收回至地面，完成一个动作。

侧方蹬踏训练：台阶或踏板放置在身体一侧，靠近台阶或踏板一侧的全脚掌放于台阶或踏板上，轻扶支撑物以保持身体平衡，置于台阶或踏板一侧的大腿和臀部发力，使另一侧腿离地并抬起，然后再慢慢落回地面，随后发力腿也收回至地面，完成一个动作。

练习时，上身保持平衡直立，避免臀部过度左右摆动，如果出现这种情况，可以减小动作幅度，降低运动速度。膝关节与脚尖要保持在同一方向，发力腿弯曲时不要超过脚尖。

随着稳定性不断提高，可以逐渐减小手扶支撑物的力量，最后将两手完全放开，肘关节自然微屈，自然放松摆动。

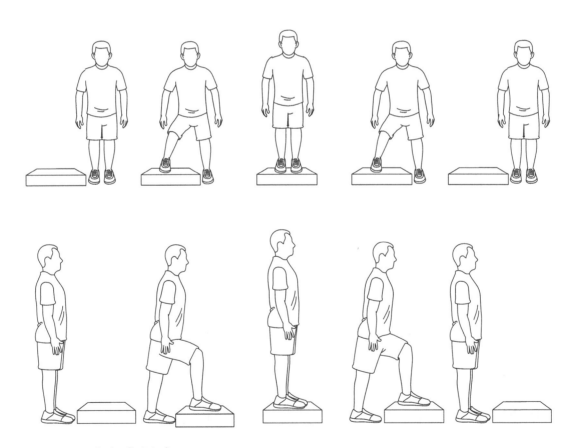

2. 运动强度

根据个人能力选择台阶或踏板起始高度，一般以

10cm 左右为宜，随下肢力量和稳定性提高逐渐递增台阶或踏板高度。

起始 10 ~ 15 个 / 组，两侧交替，每侧 3 ~ 5 组 / 天，每周进行 3 ~ 4 天。随下肢力量和稳定性提高，以 5 个为单位逐渐递增每组练习个数。

3. 注意事项与安全问题

器械选择：早期宜使用双侧有扶手的台阶，或可以移动到固定物旁边的踏板，踏板应与地面摩擦力大，蹬踏过程中不会移动；后期可选择能够增加高度的组合踏板。

本身稳定性较差的老年人练习过程中需要有人在旁边保护，放慢动作节奏，减小动作幅度。

附录 4　　**防治骨质疏松知识要点**

一、骨质疏松防治的 11 点提示

（1）骨质疏松症是可防可治的慢性病。

（2）人的各个年龄阶段都应当注重骨质疏松的预防，婴幼儿和年轻人的生活方式都与成年后骨质疏松的发生有密切联系。

（3）富含钙、低盐和适量蛋白质的均衡饮食对预防骨质疏松有益。

（4）无论男性或女性，吸烟都会增加骨折的风险。

（5）不过量饮酒。每日饮酒量应当控制在标准啤酒 570ml、白酒 60ml、葡萄酒 240ml 或开胃酒 120ml 之内。

（6）步行或跑步等能够起到提高骨强度的作用。

（7）平均每天至少 20 分钟日照。充足的光照会对维生素 D 的生成及钙质吸收起到非常关键的作用。

（8）负重运动可以让身体获得及保持最大的骨强度。

（9）预防跌倒。老年人 90% 以上的骨折由跌倒引起。

（10）高危人群应当尽早到正规医院进行骨质疏松检测，早诊断。

（11）相对不治疗而言，骨质疏松症任何阶段开始治疗都不晚，但早诊断和早治疗会大大受益。

二、知识要点

1. 什么是骨质疏松症

骨质疏松症是中老年人最常见的骨骼疾病。

骨质疏松症是一种全身性疾病，它的主要特征是骨矿物质含量低下、骨结构破坏、骨强度降低、易发生骨折。

疼痛、驼背、身高降低和骨折是骨质疏松症的特征性表现。但有许多骨质疏松症患者在疾病早期常无明显的感觉。

骨质疏松性骨折是脆性骨折，通常在日常负重、活动、弯腰和跌倒后发生。

骨折是骨质疏松症的直接后果，轻者影响机体功能，重者致残甚至致死。常见的骨折部位是腰背部、髋部和手臂。

2. 骨质疏松症的危害

骨质疏松症是第四位常见的慢性疾病，也是中老年人最常见的骨骼疾病。

骨质疏松症被称为沉默的杀手。骨折是骨质疏松症的严重后果，常是部分骨质疏松症患者的首发症状和就诊原因。髋部骨折后第一年内由于各种并发症死亡率达到 20% ~ 25%。存活者中 50% 以上会有不同程度的残疾。

一个骨质疏松性髋部骨折的患者每年的直接经济负担是 32 776 元人民币。中国每年骨质疏松性髋部骨折的直接经济负担是 1 080 亿元人民币。

3. 发生骨质疏松症的病因

骨质疏松症受先天因素和后天因素影响。先天因素指种族、性别、年龄及家族史；后天因素包括药物、疾病、营养及生活方式等。年老、女性绝经、男性性功能减退都是导致骨质疏松症的原因。

4. 骨质疏松症的高危人群

有以下因素者属于骨质疏松症的高危人群：老龄；女性绝经；母系家族史（尤其髋部骨折家族史）；低体重；性激素低下；吸烟；过度饮酒或咖啡；体力活动少；饮食中钙和 / 或维生素 D 缺乏（光照少或摄入少）；有影响骨代谢的疾病；应用影响骨代谢的药物。

5. 骨质疏松症的预防

骨质疏松症可防可治。

　　人的各个年龄阶段都应当注重骨质疏松的预防，婴幼儿和年轻人的生活方式都与骨质疏松的发生有密切联系。

　　人体骨骼中的矿物含量在 30 多岁达到最高，医学上称之为峰值骨量。峰值骨量越高，就相当于人体中的"骨矿银行"储备越多，到老年发生骨质疏松症的时间越推迟，程度也越轻。

　　老年后积极改善饮食和生活方式，坚持钙和维生素 D 的补充可预防或减轻骨质疏松。

　　均衡饮食：增加饮食中钙及适量蛋白质的摄入，低盐饮食。钙质的摄入对于预防骨质疏松症具有不可替代的作用。嗜烟、酗酒、过量摄入咖啡因和高磷饮料会增加骨质疏松的发病危险。

　　适量运动：人体的骨组织是一种有生命的组织，人在运动中肌肉的活动会不停地刺激骨组织，使骨骼更强壮。运动还有助于增强机体的反应性，改善平衡功能，减少跌倒的风险。这样骨质疏松症就不容易发生。

　　增加日光照射：中国人饮食中所含维生素 D 非常有限，大量的维生素 D_3 依赖皮肤接受阳光紫外线的照射后合成。经常接受阳光照射会对维生素 D 的生成及钙质吸收起到非常关键的作用。正常人平均每天至少需要 20 分钟日照。

提示：防晒霜、遮阳伞也会使女性骨质疏松概率加大。平时户外光照不足的情况下，出门又要涂上厚厚的防晒霜或者用遮阳伞，会影响体内维生素 D 的合成。

6. 早诊断、规范治疗，降低危害

骨质疏松症任何阶段开始治疗都比不治疗好。及早得到正规检查，规范用药，可以最大程度降低骨折发生风险，缓解骨痛等症状，提高生活质量。

骨质疏松的预防和治疗需在医生指导下进行，其防治策略包括基础措施和药物治疗两部分。

基础措施包括调整生活方式和骨健康基本补充剂。①调整生活方式：富含钙、低盐和适量蛋白质的均衡饮食；注意适当户外运动；避免嗜烟、酗酒；慎用影响骨代谢的药物；采取防止跌倒的各种措施。②骨健康基本补充剂：包括钙剂和维生素 D。

药物治疗包括抗骨吸收药物、促进骨形成药物以及一些多重机制的药物。必须在医师的指导下应用。

7. 骨质疏松症高危人群的自我检测

提示：高危人群应当尽早到正规医院进行骨质疏松检测，做到早诊断、早预防、早治疗。

以下问题可以帮助进行骨质疏松症高危情况的自我检

测，任何一项回答为"是"者，则为高危人群，应当到骨质疏松专科门诊就诊：

（1）您是否曾经因为轻微的碰撞或者跌倒就会伤到自己的骨骼？

（2）您连续 3 个月以上服用激素类药品吗？

（3）您的身高是否比年轻时降低了 3 厘米？

（4）您经常过度饮酒吗？（每天饮酒 2 次，或一周中只有 1～2 天不饮酒）

（5）您每天吸烟超过 20 支吗？

（6）您经常腹泻吗？（由于腹腔疾病或者肠炎而引起）

（7）父母有没有轻微碰撞或跌倒就会发生髋部骨折的情况？

（8）女士回答：您是否在 45 岁之前就绝经了？

（9）女士回答：您是否曾经有过连续 12 个月以上没有月经（除了怀孕期间）？

（10）男士回答：您是否患有阳痿或者缺乏性欲这些症状？

提示：高龄、低体重女性尤其需要注意骨质疏松，医生常用"瘦小老太太"来形容这类高危人群。此外，缺乏运动、缺乏光照对年轻人来讲同样是骨质疏松的危险因素。

8. 骨质疏松症的误区

（1）喝骨头汤能防止骨质疏松。实验证明同样一碗牛奶中的钙含量，远远高于一碗骨头汤。对老年人而言，骨头汤里溶解了大量骨内的脂肪，经常食用还可能引起其他健康问题。要注意饮食的多样化，少食油腻，坚持喝牛奶，不宜过多摄入蛋白质和咖啡因。

（2）治疗骨质疏松症等于补钙。简单来讲骨质疏松症是骨代谢的异常（人体内破骨细胞影响大于成骨细胞，以及骨吸收的速度超过骨形成速度）造成的。因此骨质疏松症的治疗不是单纯补钙，而是综合治疗，应提高骨量、增强骨强度和预防骨折。患者应当到正规医院进行诊断和治疗。

（3）骨质疏松症是老年人特有的现象，与年轻人无关。骨质疏松症并非老年人的"专利"，如果年轻时忽视运动，常常挑食或节食，饮食结构不均衡，导致饮食中钙的摄入少，体瘦，又不拒绝不良嗜好，这样达不到理想的骨骼峰值量和质量，就会使骨质疏松症有机会侵犯年轻人，尤其是年轻的女性。因此，骨质疏松症的预防要及早开始，以便在年轻时获得理想的骨峰值。

（4）老年人治疗骨质疏松症为时已晚。很多老年人认为骨质疏松症无法逆转，到老年期治疗已没有效果，为此放弃治疗，这是十分可惜的。从治疗的角度而言，治疗越早，效果越好。所以，老年人一旦确诊为骨质疏松症，应当接受正规治疗，减轻痛苦，提高生活质量。

（5）靠自我感觉发现骨质疏松症。多数骨质疏松症患者在初期都不出现异常感觉或感觉不明显。发现骨质疏松症不能靠自我感觉，不要等到发觉自己腰背痛或骨折时再去诊治。高危人群无论有无症状，都应当定期去配备双能X线吸收仪的医院进行骨密度检查，有助于了解自身骨密度变化。

（6）骨质疏松症是小病，治疗无须小题大做。骨质疏松症平时不只是腰酸腿痛而已，一旦发生脆性骨折，尤其老年患者的髋部骨折，导致长期卧床，死亡率甚高。

（7）骨质疏松症治疗自己吃药就可以了，无须看专科医生。对于已经确诊骨质疏松症的患者，应当及早到正规医院，接受专科医生的综合治疗。

（8）骨质疏松容易发生骨折，宜静不宜动。保持正常的骨密度和骨强度需要不断地运动刺激，缺乏运动就会造成骨量丢失。体育锻炼对于防止骨质疏松具有积极作用。另外，如果不注意锻炼身体，出现骨质疏松，肌力也会减退，对骨骼的刺激进一步减少。这样，不仅会加快骨质疏松的发展，还会影响关节的灵活性，容易跌倒，造成骨折。

（9）骨折手术后，骨骼就正常了。发生骨折，往往意味着骨质疏松症已经十分严重。骨折手术只是针对局部病变的治疗方式，而全身骨骼发生骨折的风险并未得到改变。因此，我们不但要积极治疗骨折，还需要客观评价自己的骨骼健康程度，以便及时诊断和治疗骨质疏松症，防止再次发生骨折。

参考文献

[1] 中国疾病预防控制中心慢性非传染性疾病预防控制中心, 国家卫生健康委统计信息中心.中国死因监测数据集2019[M].北京: 中国科学技术出版社, 2020.

[2] 中国疾病预防控制中心慢性非传染性疾病预防控制中心. 全国伤害监测数据集（2018）[M]. 北京: 人民卫生电子音像出版社, 2019.

[3] 段蕾蕾, 王临虹. 伤害与暴力预防控制理论与方法[M]. 北京: 人民卫生出版社, 2020.

[4] 中华人民共和国卫生健康委员会. 老年人跌倒干预技术指南[EB/OL]. [2021-07-05]. http://www.nhc.gov.cn/cms-search/xxgk/getManuscriptXxgk.htm?id=52857.

[5] 万承奎.健康自我管理[M].北京: 人民卫生出版社, 2011.

[6] 傅东波, 丁永明. 健康自我管理活动指南[M]. 上海: 复旦大学出版社, 2016.

[7] 张永青, 潘晓群, 林萍, 等.骨质疏松社区综合干预实用技术[M]. 南京: 南京师范大学出版社, 2015.

[8] 中国健康教育中心. 基层健康教育工作手册-实用方法与技能[M]. 北京: 中国人口出版社, 2018.

[9] 中国残疾人联合. 远离伤害致残[M]. 北京: 华夏出版社, 2017.

[10] 李志新, 段蕾蕾, 耳玉亮. 防跌倒, 己康健, 家心安: 预防老年人跌倒[M]. 北京: 人民卫生出版社, 2019.

[11] 张青剑, 马新颜, 梁震宇. 预防老年人跌倒知识读本[M]. 石家庄: 河北人民出版社, 2014.

[12] 夏庆华, 姜玉. 笑做不倒翁: 预防老年人跌倒安全指南[M]. 上海: 上海科学技术出版社, 2011.

[13] 宋岳涛. 老年跌倒及预防保健[M]. 北京: 中国协和医科大学出版社, 2012.

[14] 于普林, 覃朝晖. 老年人跌倒及预防[M]. 北京: 华龄出版社, 2005.

[15] 王临虹, 夏维波, 林华. 骨质疏松防治指南[M]. 北京: 北京大学医学出版社, 2017.

[16] 王文焕. 老年人辅助器具应用. 北京: 中国人民大学出版社, 2016.

[17] Registered Nurses' Association of Ontario. Preventing Falls and Reducing Injury from Falls[M]. 4th ed. Toronto, ON: Author, 2017.

[18] World Health Organization. Step safely: strategies for preventing and managing falls across the life-course[R]. Geneva: WHO, 2021.

[19] World Health Organization. WHO global report on falls prevention in older age[R]. Geneva: WHO, 2008.

[20] World Health Organization. Falls-fact sheet[EB/OL]. [2021-07-05]. http://www.who.int/news-room/fact-sheets/detail/falls.

[21] STEVENS JA, BURNS ER. A CDC Compendium of Effective Fall Interventions: What Works for Community-Dwelling Older Adults[M]. 3rd ed. Atlanta, GA: Centers for Disease Control and Prevention, National Center for Injury Prevention and Control, 2015.

[22] CLEMSON L, CUMMING RG, KENDIG H, et al. The effectiveness of a community-based program for reducing the

incidence of falls in the elderly: A randomized trial[J]. Journal of the American Geriatrics Society, 2004, 52(9):1487–1494.

[23] 中国老年保健医学研究会老龄健康服务与标准化分会,《中国老年保健医学》杂志编辑委员会, 北京小汤山康复医院. 中国社区平衡功能障碍评定与康复治疗技术专家共识[J]. 中国老年保健医学, 2019(4):27-36.

[24] 广东省药学会. 老年人药物性跌倒预防管理专家共识[J]. 今日药学, 2018(6)：645-658.

[25] 预防老年人跌倒康复综合干预专家共识[J]. 老年医学与保健, 2017, 023(005):349-352.

[26] GILLESPIE LD,ROBERTSON MC,GILLESPIE WJ,et al. Interventions for preventing falls in older people living in the community. Cochrane Database of Systematic Reviews,2012(9):CD007146.

[27] AGS/BGS. Guideline for the Prevention of Falls in Older Persons[J]. Journal of the American Geriatrics Society, 2010, 49(5):664-672.

[28] HOPEWELL S, ADEDIRE O, COPSEY BJ, et al. Multifactorial and multiple component interventions for preventing falls in older people living in the community[J]. Cochrane Database of Systematic Reviews, 2018, 7(7):CD012221.

[29] 吴沁芬. 老年人防跌意识的社区健康教育[J]. 中国老年保健医学, 2007(06):78.

[30] 毛翠. 国内外老年人害怕跌倒干预的研究进展[J]. 中华现代护理杂志, 2018, 24(007):865-868.

[31] 段蕾蕾, 耳玉亮. 社区老年人跌倒预防控制技术指南[M]. 北京: 人民卫生出版社, 2021.

致 谢

感谢参与《基于社区的预防老年人跌倒健康教育干预效果研究项目》的上海市、江苏省、浙江省、安徽省、广东省、西藏自治区、宁波市和河北省石家庄市疾病预防控制中心，深圳市慢性病防治中心，项目点地区市、区、县疾控机构，以及所有参与项目，使用本教程开展预防老年人跌倒健康教育活动，并提供大量一手资料的社区卫生服务中心、社区卫生院、社区健康服务中心。感谢所有参与过项目的工作人员、老年人对完善本教程提出的修改建议。感谢科技部科技基础资源调查专项"我国区域人群气象敏感性疾病科学调查"（2017FY101200，2017FY101205）对本教程编写的支持。